CADEIAS ANTEROMEDIANAS

Dados Internacionais de Catalogação na Publicação (CIP)
(Câmara Brasileira do Livro, SP, Brasil)

Campignion, Philippe
   Cadeias anteromedianas: cadeias musculares e articulares: método G.D.S. / Philippe Campignion; [tradução Maria Lucia Campello Hahn e Renata Ungier]. – São Paulo: Summus, 2010. – (Coleção Cadeias musculares e articulares – Método G.D.S.)

   Título original: Les chaînes musculaires et articulaires: méthode G.D.S. tome III: les chaînes antéro-médianes
   Bibliografia
   ISBN 978-85-323-0705-7

   1. Articulações – Fisiologia 2. Biomecânica 3. Fáscias (Anatomia) – Fisiologia 4. G.D.S. (Método terapêutico) 5. Sistema musculoesquelético – Fisiologia I. Título. II. Série.

10-07166   CDD-612.7

Índice para catálogo sistemático:

1. Cadeias anteromedianas musculares e articulares:
    Aplicação do método G.D.S.: Fisiologia neuromuscular   612.7

Compre em lugar de fotocopiar.
Cada real que você dá por um livro recompensa seus autores
e os convida a produzir mais sobre o tema;
incentiva seus editores a encomendar, traduzir e publicar
outras obras sobre o assunto;
e paga aos livreiros por estocar e levar até você livros
para a sua informação e o seu entretenimento.
Cada real que você dá pela fotocópia não autorizada de um livro
financia um crime
e ajuda a matar a produção intelectual em todo o mundo.

CADEIAS ANTEROMEDIANAS

**Cadeias
Musculares e Articulares
Método G.D.S.**

Philippe Campignion

summus
editorial

Do original em língua francesa
LES CHAÎNES ANTÉRO-MÉDIANES
Les chaînes musculaires et articulaires – Méthode G.D.S.
Copyright © 2010 by Philippe Campignion
Direitos para a língua portuguesa adquiridos por Summus Editorial

Editora executiva: **Soraia Bini Cury**
Editora assistente: **Salete Del Guerra**
Assistente editorial: **Carla Lento Faria**
Tradução: **Maria Lucia Campello Hahn e Renata Ungier**
Capa: **Acqua Estúdio Gráfico**
Diagramação: **Acqua Estúdio Gráfico**
Impressão: **HR Gráfica e Editora**

Summus Editorial
Departamento editorial
Rua Itapicuru, 613 – 7º andar
05006-000 – São Paulo – SP
Fone: (11) 3872-3322
Fax: (11) 3872-7476
http://www.summus.com.br
e-mail: summus@summus.com.br

Atendimento ao consumidor
Summus Editorial
Fone: (11) 3865-9890

Vendas por atacado
Fone: (11) 3873-8638
Fax: (11) 3873-7085
e-mail: vendas@summus.com.br

Impresso no Brasil

Agradecimentos

A Dominique Chaland, Marguerite Denys, Bénédicte Struyf, Bernand Valentin, Christine Vangheluwe e Joëlle Van Nieuwenhuyze-Dewandeleer pela revisão, correção e observações ponderadas.

A Cédric Carré por sua revisão nas questões de anatomia e perfeito domínio da nova nomenclatura anatômica.

A Aïda Lencina Delvalle e Elia Verdu-Bellod pela versão espanhola.

E todo meu reconhecimento à Godelieve Denys-Struyf, por compartilhar um trabalho de mais de 40 anos de pesquisa.

Sumário

Considerações iniciais   9

Primeira parte
Considerações gerais sobre as cadeias anteromedianas   11

As cadeias anteromedianas são cadeias que refletem elementos da personalidade   12

Segunda parte
Anatomofisiopatologia das cadeias anteromedianas   17

Ações musculares na região do joelho, que é o pivô primário das cadeias anteromedianas   18

As cadeias anteromedianas nos membros inferiores   22

As cadeias anteromedianas na bacia: o períneo   45

As cadeias anteromedianas no tronco   82

As cadeias anteromedianas no pescoço e no crânio   95

As cadeias anteromedianas no membro superior   141

Terceira parte
Princípios de tratamento 157

Conclusão 173

Bibliografia 175

Considerações iniciais

Este volume da coleção Cadeias Musculares e Articulares, Método G.D.S. aborda as cadeias musculares referentes ao eixo vertical: as cadeias anteromedianas, posteromedianas, posteroanteriores e anteroposteriores[1].

Não é por acaso que começamos pelas cadeias anteromedianas, pois elas desempenham um papel de extrema importância no desenvolvimento psicomotor da criança e começam a se estruturar desde o período fetal, no ventre materno.

As cadeias musculares se relacionam com a esfera afetiva, bem como com a noção de enraizamento na matéria.

A sensação de segurança, suscitada pelo fato de estar contido em um continente exterior, ou seja, no ventre materno, e que pode se prolongar também aos primeiros meses da vida extrauterina, é indispensável para a integração de elementos comportamentais e físicos ligados a essa estrutura AM. Dessa integração nascerá o sentimento de segurança interior e de estabilidade necessárias para a afirmação do ego. Uma carência nessa estrutura pode estar relacionada com a origem de um sentimento de insegurança, de uma falta de confiança em si, e acarretar certas dificuldades em ocupar seu lugar na sociedade, ou simplesmente em se comunicar.

É nesse contexto que as tensões podem aparecer nas cadeias anteromedianas, deixando no corpo marcas específicas, as quais abordaremos com detalhe.

O trabalho que desenvolveremos a seguir, ainda que dedicado principalmente aos aspectos biomecânicos do método G.D.S., não deverá nos fazer esquecer do elo estreito entre corpo e espírito, que Godelieve Denys-Struyf soube precisar tão bem.

É justamente a compreensão desse elo que orienta nossas intervenções, determinando a escolha dos instrumentos e as precauções a serem tomadas para cada estrutura que abordamos.

Isso é particularmente verdadeiro para AM, estrutura fragilizada por nossa sociedade. Desse modo, não deixaremos de explicitar esses elementos quando abordarmos os princípios de tratamento.

---

1. Devido às alterações do Novo Acordo Ortográfico da Língua Portuguesa, incorporadas pelo Grupo Editorial Summus desde janeiro de 2009, alguns termos grafados com hífen nos volumes anteriores desta coleção (como o nome das cadeias ântero-lateral, póstero-lateral, ântero-mediana, póstero-mediana, ântero-posterior, póstero-anterior) passaram a ser grafados sem hífen (anterolateral, posterolateral, anteromediana, posteromediana, anteroposterior, posteroanterior). Por essa razão, o título do livro *Cadeias ântero-laterais* passou a ser grafado *Cadeias anterolaterais*, como na página 10. (N.E.)

Primeira parte

Considerações gerais
sobre as cadeias anteromedianas

As cadeias anteromedianas são cadeias que refletem elementos da personalidade

Encontramos aqui dois bebês, cuja atitude ilustra duas vias relacionais (AL e PL), que descrevemos nos livros *Cadeias posterolaterais* e *Cadeias anterolaterais*. Eles estão colocados sobre um eixo horizontal, que simboliza o eixo relacional das trocas com o ambiente.

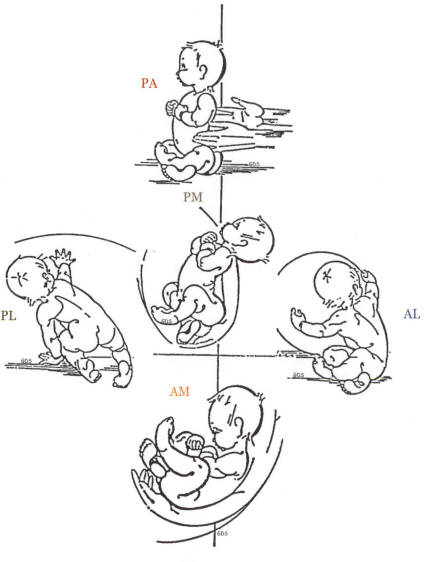

Figura 1

AL e PL, estruturas do eixo horizontal
a serviço do comportamento relacional.
AM, PM e PA, estruturas do eixo vertical,
a serviço da personalidade.

Três outros bebês surgiram:

O primeiro, enrolado em cifose, numa posição fetal que simboliza a orientação para si, para o ego.

O outro, arqueado, simbolizando a PM prestes a descobrir o espaço fora de si.

O terceiro bebê, ereto, em posição sentada, que simboliza a PA que eleva o homem entre céu e terra, favorecendo sua busca de ideal.

As três estruturas apresentadas estão colocadas uma acima da outra, sobre um eixo vertical que simboliza o eixo da personalidade. Costumamos chamar as cadeias que correspondem a essas estruturas de **cadeias da personalidade ou do eixo vertical. Esta denominação se justifica ainda mais pelo fato de que elas se exprimem sobretudo no eixo raquidiano e no plano sagital.**

Poderíamos aproximar a imagem de uma árvore sobre esse eixo vertical:

A AM encontra naturalmente seu lugar nas raízes dessa árvore, simbolizando a ancoragem na terra;

A PM encontra o seu no tronco, mantido na vertical;

A PA, nos galhos que tendem para o céu, de onde as folhas AP podem captar a luz. Em sua essência, AP é também a seiva que circula no tronco e nos galhos.

A análise biomecânica de AM, ligada à esfera afetiva, será o objeto deste livro. A atitude do bebê em posição fetal simboliza a orientação voltada para o ego físico, para a vida vegetativa e as sensações.

A segurança que a criança sente no ventre materno favorecerá o uso dessa estrutura comportamental. Entretanto, poucos entre nós conseguirão conservar essa segurança ao longo da vida.

Tal **segurança interior** favorece a **confiança em si** e permite construir-se de modo mais sólido.

As pessoas que funcionam no registro AM e que conseguem alimentar essa necessidade de afeto **têm os pés na terra e são calorosas**. Podem tornar-se porto seguro para outros e são os depositários do passado, das "raízes".

Por outro lado, dificuldades para saciar essa sede de amor podem gerar sensações de **angústia** e levar certas pessoas a um **excesso de autocentragem**. Elas podem, então, tornar-se **possessivas, materialistas, hipocondríacas**, ao ponto de criarem um vazio em torno de si próprias.

Sugiro que o leitor consulte o livro de Godelieve Denys-Struyf, *Cadeias musculares e articulares*, que trata do aspecto comportamental das cadeias.

A correspondência com a filosofia da medicina tradicional chinesa nos permite ampliar o ponto de vista, associando a expressão psicocomportamental às influências orgânicas e energéticas. Veremos que o estudo aprofundado da biomecânica corrobora essa correspondência.

Os meridianos são canais nos quais a energia circula, enquanto que as cadeias musculares são instrumentos de expressão comportamental. Isso explica por que os dois trajetos não se superpõem.

Voltaremos com mais detalhes a esses elementos na última parte, dedicada aos princípios de tratamento. Por enquanto, vamos aprender sobre o aspecto mecânico, não esquecendo, todavia, que o músculo é também um meio de expressão do ser e constitui, consequentemente, uma possível via de acesso para o caminho da tomada de consciência.

Figura 2

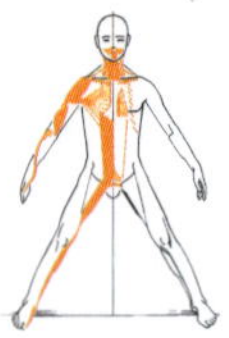

O nome cadeias anteromedianas tem sua origem na localização de seu trajeto, especialmente no tronco. Vamos descrever as características mecânicas gerais.

Elas deixam suas marcas principalmente no tronco e mais especificamente no plano sagital. Entretanto, as marcas transbordam para os membros.

As cadeias AM são duplas, à direita e à esquerda, embora a atividade seja mais pronunciada à direita.

A residência de AM é na bacia: AM é sinônimo de base, de raiz (o que é perfeitamente ilustrado pela gravidez), instala naturalmente sua residência na bacia. Aliás, essa cadeia está anatomicamente muito presente aí, com o períneo.

Godelieve Denys-Struyf fala em *ancoragem do sacro em "terra pélvica"*. Paradoxalmente, veremos que é a PM, *quando de boa qualidade, que mantém o sacro ancorado entre os ilíacos*. Por outro lado, uma PM degradada ou excessiva desestabiliza o sacro, horizontalizando-o, e provoca a instabilidade dessa base pélvica. Reancorar o sacro, reverticalizando-o, facilita a instalação da AM no sentido lato.

É na sua residência que **AM é controlada por PL**. *Esta última controla o afastamento dos ísquios, que AM, por vezes, tende a aproximar exageradamente.*

O feudo[2] de AM é no tórax: *Os retos anteriores do abdome, representantes de AM, têm a missão de controlar a verticalidade do externo, a fim de manter a oitava vértebra torácica como ponto mais saliente da cifose.*

Os feixes esternocostais e abdominais dos peitorais maiores associam-se às precedentes para enrolar os ombros e tornar mais fácil a ancoragem de T8.

---

2. "Feudo", "território", "duelo", "excesso", "ponto fixo", "residência" etc. são termos usados correntemente em Cadeias Musculares G.D.S., sendo do conhecimento daqueles que tiveram alguma iniciação nesse método. Entretanto, seu significado também é facilmente compreensível para o leitor não iniciado. (N.T.)

Figura 2

Feudo:
O tórax,
mais à direita.

Representantes úteis:
Os retos anteriores
do abdome e os feixes
esternocostais e abdominais
do peitoral maior.

Residência:
A bacia.

Pivô primário:
O joelho.

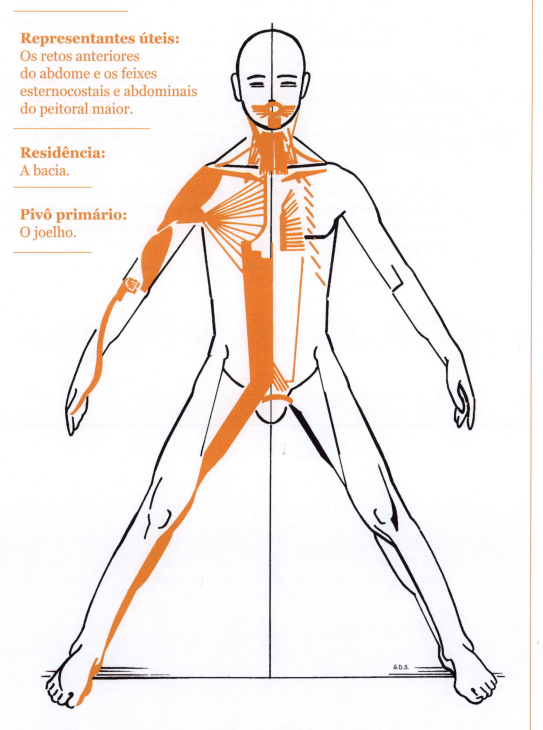

Encadeamentos músculo-aponeuróticos
Anteromedianos AM

Sendo AM *mais ativa à direita* no esquema assimétrico fisiológico, não será de espantar se essa marca for mais pronunciada à direita.

É interessante constatar que essa ancoragem do esterno e, indiretamente, de T8, só é possível se os joelhos estiverem desaferrolhados. Para que AM desaferrolhe os joelhos, é preciso que PM (que frequentemente traciona a tíbia em *recurvatum*) o permita.

AM é uma *cadeia cujos músculos tomam ponto fixo embaixo*. Cada um dos músculos de AM deveria beneficiar-se de um ponto fixo embaixo e *tracionar para baixo*. É o que chamamos de **sentido mecânico**.

Por outro lado, *a tensão passa de um músculo a outro, de baixo para cima*. É o que chamamos de **sentido energético**.

Nosso interesse será voltado, mais uma vez, principalmente para as ações dos músculos sobre a estática e para as marcas que eles inscrevem no corpo, diferenciando as marcas ditas úteis daquelas ditas desorganizantes.

Finalmente, evocaremos as **patologias** ligadas ao excesso de atividade dessas cadeias anteromedianas.

Segunda parte

Anatomofisiopatologia das cadeias anteromedianas

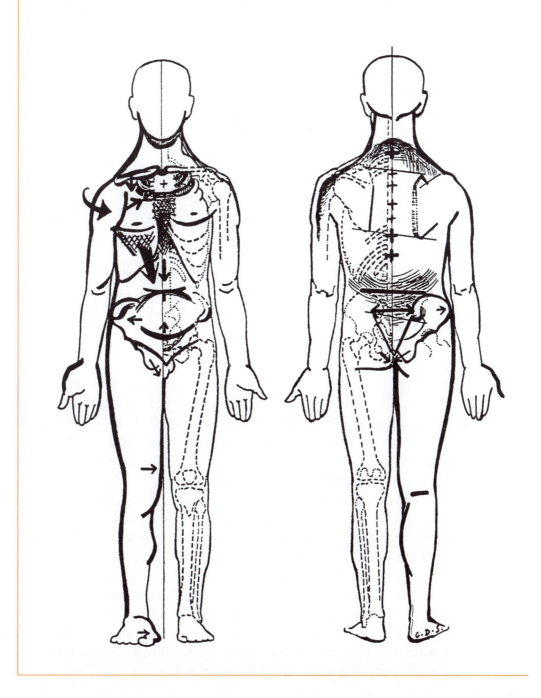

Ações musculares na região do joelho, que é o pivô primário das cadeias anteromedianas

Figura 3

O pivô primário de AM situa-se na região do joelho. É nesse nível que a pulsão psicocomportamental se materializa pela ativação dos músculos gastrocnêmico medial e grácil.

A cabeça medial do gastrocnêmico se insere proximalmente, sobre *o tubérculo supracondiliano medial,* na face posterior do fêmur.

Ele se dirige para baixo e para trás, *contorna o côndilo medial* e vem juntar-se embaixo à *parte medial do tendão de Aquiles*, do qual é parte constitutiva juntamente com o gastrocnêmico lateral de PL e com o sóleo de PM.

O grácil insere-se bem para a frente, sobre o *ângulo do púbis e sobre o terço medial do bordo inferior do ramo isquiopubiano do osso ilíaco.*

Sua direção, então, é para baixo e para dentro, dobrando atrás do côndilo medial, antes de seguir obliquamente para a frente e alcançar o *terço superior da face medial da tíbia*, na região chamada de *"pata de ganso"*. Fixa-se, entre o sartório (de que falamos em AL) e o semitendíneo de PM, situado embaixo dele.

Devido à direção de suas fibras e, sobretudo, porque *elas se dobram por trás do côndilo medial do fêmur,* esses dois músculos favorecem a *flexão do joelho* (1) e, por essa mesma razão, o "enraizamento", a tomada de apoio no chão (2).

O músculo grácil parece trabalhar em corda de arco, pois sua ação favorece conjuntamente a descida da pelve em direção ao chão. Ele é contrariado em sua ação de contranutação do ilíaco pelos isquiotibiais de PM e também pelos feixes mais posteriores dos adutores, cuja ação vamos detalhar mais adiante.

Num esquema fisiológico, estamos falando principalmente de um **desaferrolhamento do joelho**, controlado pelo **quadríceps de AP** que é sua defesa convexitária (3). Trata-se, em todos esses casos, de uma *marca útil,* uma vez que permite ao quadríceps **"empurrar" o chão**. Torna-se, por essa razão, *a chave de ignição (o starter) da ereção vertebral*, cujos atores são as cadeias posteroanteriores PA (consulte o volume *Cadeias anterolaterais*).

Fiz questão de representar, na figura 3, os músculos de **PM** no membro inferior, cujo papel é garantir a verticalidade do conjunto do membro inferior a partir de um ponto fixo inferior: **o sóleo** freia a queda para a frente do conjunto ósseo da perna; os isquiotibiais mediais, dos quais só menciono o **semitendíneo**, mantêm o ilíaco em posição vertical, enquanto as **fibras profundas do glúteo máximo** impedem a báscula anterior do sacro.

Figura 3

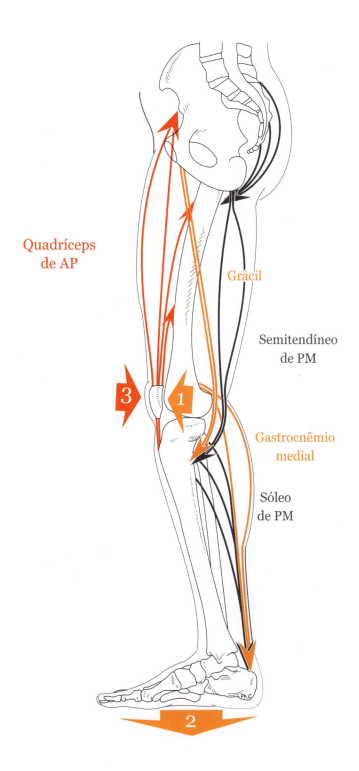

O joelho e o pivô primário de AM

Cadeias anteromedianas 19

Temos, assim, uma PM que garante a verticalidade, uma AM que desaferrolha os joelhos e um quadríceps que pressiona o chão para "dar a partida" nas cadeias antigravitárias de PA.

Se for excessivo, esse desaferrolhamento do joelho pode se transformar em **flexo**, *fixando o resto do corpo no desequilíbrio posterior típico de AM*, que mostraremos na figura 4.

Figura 4

A flexão do joelho (1) acarreta um desequilíbrio do tronco para trás (2) numa atitude próxima daquela que adotamos no momento de sentar.

Essa atitude obriga o corpo a se reequilibrar, suspendendo-se a certos músculos anteriores que estão mais bem posicionados que outros para frear essa báscula posterior (3).

Se essa situação é temporária, os músculos anteriores, trabalhando a partir de um ponto fixo embaixo, conseguem trazer o corpo para a frente sempre que este oscila para trás.

Se essa situação se fixa, o desequilíbrio aumenta e torna-se permanente. Isso leva a um maior recrutamento dos músculos anteriores, por reflexo miotático, até o ponto de constituir-se uma verdadeira cadeia de tensão miofascial, dos háluces até a mandíbula e polegares.

Os músculos dessas cadeias anteriores e medianas, solicitados em permanência e de maneira excessiva, acabam trabalhando em corda de arco, sobretudo na face anterior do tronco, e o enrolam sobre si mesmo favorecendo a cifose (4).

Figura 4

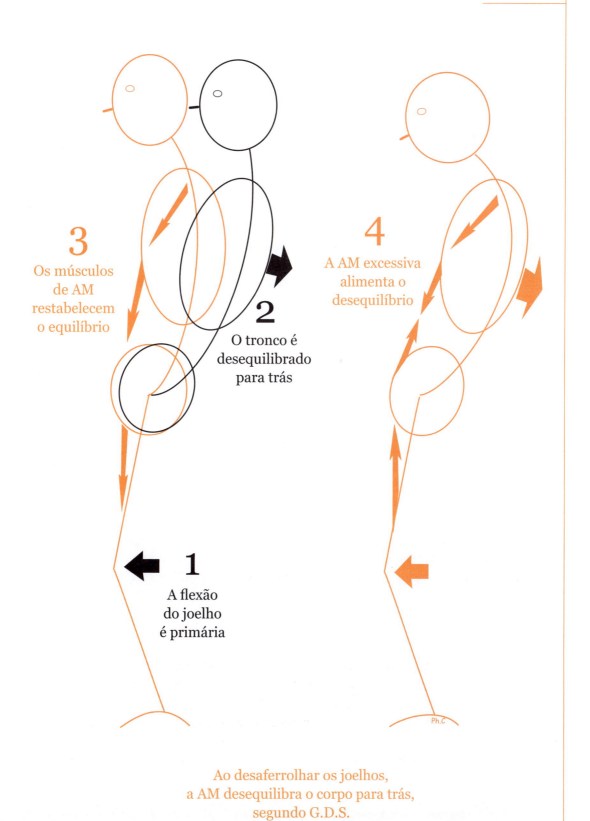

Ao desaferrolhar os joelhos,
a AM desequilibra o corpo para trás,
segundo G.D.S.

As cadeias anteromedianas nos membros inferiores

Num esquema fisiológico, os músculos das cadeias anteromedianas trabalham a partir de um ponto fixo inferior e tracionam para baixo, ao passo que o recrutamento (solicitação) dos músculos se faz de baixo para cima. Por isso, iniciaremos sua descrição a partir do pé, mais precisamente do hálux.

Figura 5

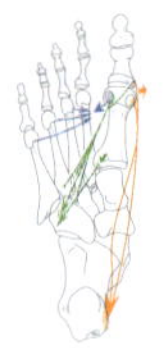

AM, PL e AL estão muito ligadas no pé, onde compartilham o primeiro metatarsal.
O músculo fibular longo de PL termina na *base do primeiro metatarso*.
O feixe oblíquo do músculo adutor do hálux é também de PL. A partir do osso cuboide, do terceiro cuneiforme e do terceiro e quarto metatarsais, ele alcança o sesamoide lateral e se prolonga até a parte lateral *da base da primeira falange do hálux*.

O feixe transverso do músculo adutor do hálux[3], de AL, *termina sobre o sesamoide lateral e envia expansões para a bainha do tendão do flexor longo do hálux.*

AM é representada nesse nível pelo músculo abdutor do hálux. Ele vai do *processo medial da tuberosidade do calcâneo ao sesamoide medial, dando-lhe a volta, até a parte lateral da base da primeira falange do hálux. Ele flete e abduz o hálux.*

Do equilíbrio de tensão entre PL, AL e AM depende a boa "ancoragem" da base do hálux no chão: PL e AL mantêm o primeiro metatarso no lugar e permitem que AM "ancore" a base do hálux no chão.

Figura 6

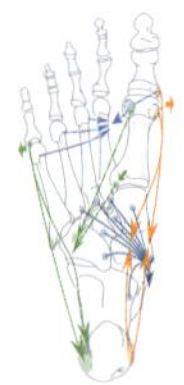

Todo o equilíbrio transversal do pé depende, portanto, do antagonismo complementar entre PL, AM e AL.
O abdutor do hálux, de AM, ancora a base do hálux.
O abdutor do quinto artelho, de PL, ancora a base do quinto artelho.
O adutor do hálux, de AL, fica refém entre os dois precedentes, controla sua ação e tenta manter no lugar o arco anterior do antepé.

---

3. Na literatura do método G.D.S., o eixo mediano do pé ou da mão é utilizado como referência para os movimentos de abdução e adução, e não o eixo mediano do corpo. Essa escolha se deve à necessidade de estudar a biomecânica intrínseca do segmento em questão. (N.T.)

Figura 5

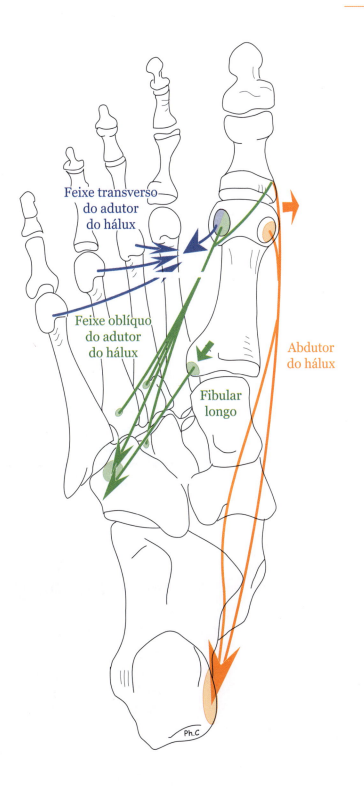

Ancoragem da base do hálux pelo abdutor do hálux

Figura 6

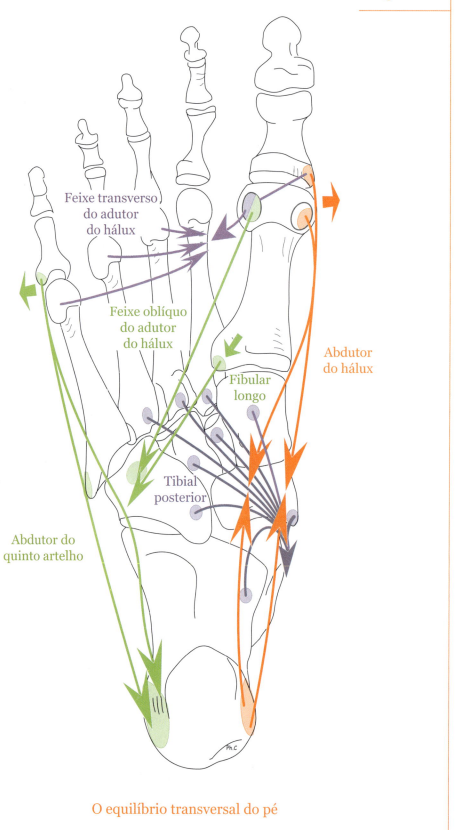

O equilíbrio transversal do pé

O **tibial posterior, dessa mesma AL**, já exerce esse papel no nível da dupla navicular-cuboide, onde se opõe à PL, impedindo-a de bascular o cuboide para dentro.

Figura 7

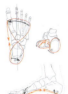

O abdutor do hálux de AM exerce um papel preponderante na torção longitudinal do pé.

Este músculo, cujas fibras têm direção horizontal, tende a trabalhar em *corda de arco*, e terá uma ação diferente à cada extremidade:

Em sua extremidade anterior, colabora na ancoragem do hálux, fletindo-o e abduzindo-o. **O antepé é levado para o valgo (1).**

Em sua extremidade posterior, ele vai levar o **calcâneo e, consequentemente, o retropé para o varo (2).**

A lemniscata desenhada sobre o pé materializou essa torção longitudinal, que confere uma *estrutura* e uma certa *flexibilidade* a essa arquitetura complexa.

A patologia nos mostrará quase sempre essa torção substituída por uma báscula global, seja em valgo, seja em varo. É prudente não cair na armadilha de tentar corrigir um valgo levando-o para varo, ou vice-versa. O correto é reprogramar essa torção fisiológica.

Figura 8

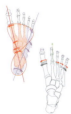

Esta figura permite pormenorizar as torções presentes no pé, de um ponto de vista segmentar.

A figura representa, para o terapeuta, um verdadeiro esquema de reestruturação do pé.

A figura 8-a retoma a torção global do pé, dividindo-o em dois eixos. Começaremos pelo retropé, mais exatamente o calcâneo e o tálus, que são articulados entre si:

O tálus, situado acima, está orientado para a frente e para dentro (relativamente ao eixo do corpo). Ele diverge e esboça um valgo em relação ao calcâneo, sobre o qual se articula.

O navicular, os três cuneiformes e os três primeiros metatarsais se solidarizam e são impelidos na direção do valgo, que se amplifica até a base do primeiro artelho.

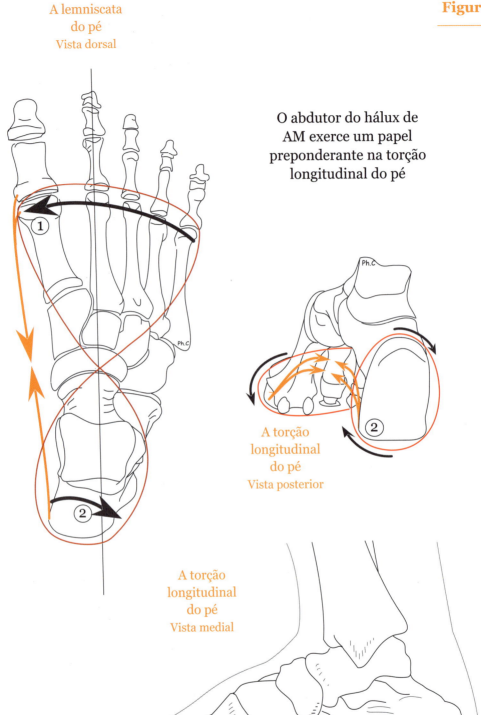

O calcâneo está embaixo e orienta-se para a frente e para fora. **O cuboide e o quarto e quinto metatarsais** se solidarizam.

O calcâneo, mantido em supinação pelo abdutor do hálux de AM, propaga essa tendência via cuboide, até a base do quinto artelho.

A torção global que o abdutor do hálux subtensiona no pé favorece, simultaneamente, o valgo do eixo tálus-navicular-primeiro cuneiforme-primeiro metatarsal e o varo do eixo calcâneo-cuboide-quinto metatarsal.

A figura 8-b põe em evidência a torção fisiológica dos artelhos.

Essa torção segmentar se organiza ao redor do segundo artelho que tem papel de eixo. Voltamos a encontrar as mesmas características que aparecem no resto do corpo: uma rotação lateral proximal associada a uma rotação medial distal.

A base da primeira falange do primeiro artelho tem a mesma rotação que a extremidade distal do metatarsal correspondente, ao passo que a base da primeira falange dos 3º, 4º e 5º artelhos tem a mesma rotação que a extremidade distal do quinto metatarsal.

Essa torção é o resultado provável do equilíbrio entre extensores e flexores dos artelhos.

A reprogramação dessa torção no hálux é muito interessante para o trabalho sobre o hálux valgo, que detalharemos mais adiante.

Quando nos aplicamos a reprogramar essa torção nos três últimos artelhos, a dificuldade é manter simultaneamente o arco anterior do pé.

Figura 9

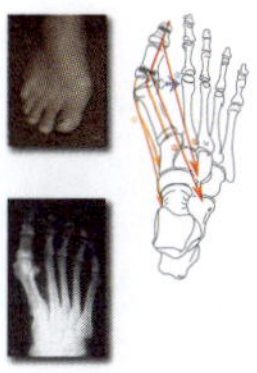

Quando trabalha em excesso, o abdutor do hálux é implicado na instalação de um hálux valgo.

Esse tipo de hálux valgo difere daquele que resulta do excesso de tensão nas cadeias anterolaterais, pois, neste caso, o primeiro metatarsal está em abdução por ação excessiva **do abdutor do hálux (1)**.

Os feixes transversos do adutor do hálux de AL (2) postos em tensão reagem subluxando o sesamoide lateral e provocando dores.

O pedioso de AP (3) reage também ao alongamento sofrido por seu tendão que termina sobre a base da primeira falange, e aduz o primeiro artelho.

O tendão do extensor próprio do hálux (4) se subluxa e passa a fixar a deformação.

O primeiro artelho é frequentemente basculado em *rotação medial* (relativamente ao eixo do pé).

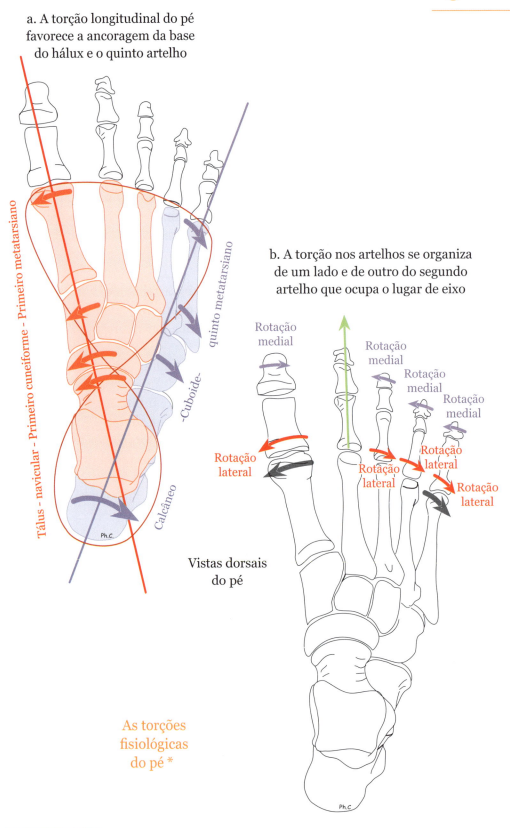

Figura 8

a. A torção longitudinal do pé favorece a ancoragem da base do hálux e o quinto artelho

b. A torção nos artelhos se organiza de um lado e de outro do segundo artelho que ocupa o lugar de eixo

Vistas dorsais do pé

As torções fisiológicas do pé *

---

* O segundo artelho é o eixo que define o que é medial e o que é lateral. (N. T.)

28 Philippe Campignion

Figura 9

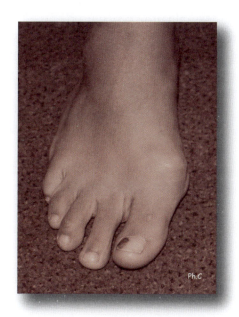

Antepé largo
decorrente da abdução
do primeiro metatarso

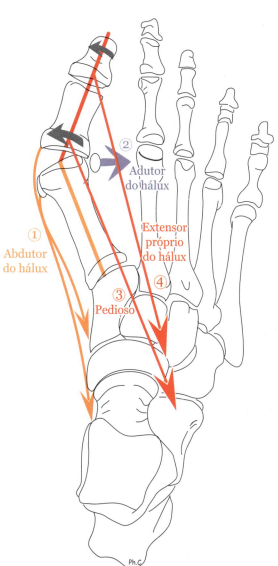

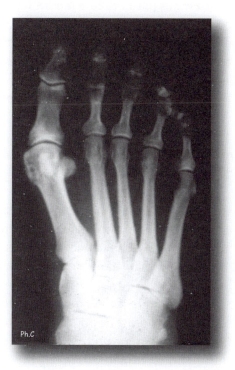

Hálux valgo
por excesso de tensão
na AM no pé

Cadeias anteromedianas 29

O problema não é apenas local. Quando esse hálux valgo está associado a um grande número de marcas AM disseminadas pelo corpo, falamos *hálux valgo tipológico*. Porém, encontramos com frequência hálux valgos em tipologias que estão globalmente em atitude muito PM. Trata-se aqui de uma *marca que qualificamos de secundária* e que assinala uma *reatividade* de AM em relação à dominância de PM no conjunto do corpo, inclusive no feudo dessa AM. O hálux valgo é nesse caso apenas sinal de uma AM que tenta reancorar a base do hálux no chão, em reação a uma "explosão" do tórax para a frente, a uma rotação externa da coxo-femoral e um varo do pé instalados por PM.

Convém lembrar que, quando uma cadeia é contrariada em seu feudo e, não bastando isso, igualmente em sua residência, ela geralmente recupera para si as extremidades.

Em todos os casos, o trabalho não deverá limitar-se ao nível local, mas levar em conta suas ações-reações a distância.

Figura 10

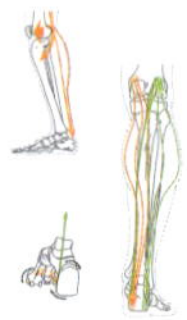

A cabeça medial do gastrocnêmio representa a AM no plano superficial da parte posterior da perna.

Ele está inserido em cima, *na parte posterosuperior do côndilo medial, atrás e abaixo do tubérculo do grande adutor, antes de* se juntar à **cabeça lateral** do gastrocnêmio, que é de PL.

As fibras dessas duas cabeças se orientam para baixo e para a frente e vêm juntar-se à face posterior de uma aponeurose bastante larga em cima e que responde à face anterior desses dois músculos. Esta aponeurose encolhe gradualmente para baixo e funde-se com o tendão terminal do sóleo de PM, para formar o *tendão do calcâneo ou de Aquiles*. "*Continuando a direção das fibras dos músculos dos quais emana*" (Testut), o tendão do calcâneo termina sobre *a face posterior do calcâneo (a)*.

Do ponto de vista da dinâmica, é claro que eles fazem parte da flexão plantar do tornozelo. São eles que dão volume à perna.

Do ponto de vista da estática, as coisas são mais complexas, pois as duas cabeças do gastrocnêmio trabalham a partir de pontos fixos opostos. Basta realizar uma "escuta" táctil simultânea sobre as duas cabeças do músculo. Na maioria dos casos, o bloco medial atrairá sua mão para baixo ao passo que o bloco lateral a atrairá para cima (a).

Do ponto de vista da estática, o bloco medial trabalha a partir de um ponto fixo inferior e participa, como mostramos na figura 3, do destrancamento do joelho (b) enquanto o bloco lateral, de PL, trabalha a partir de um ponto fixo superior e controla a ação do abdutor do hálux no sentido do varo.

Entretanto, no jogo de ação-reação entre as cadeias, não é raro chegarmos a inversões de ação, o que explica encontrar indivíduos nos quais as duas cabeças do gastrocnêmio tracionam no mesmo sentido, para cima. Nessas condições,

Figura 10

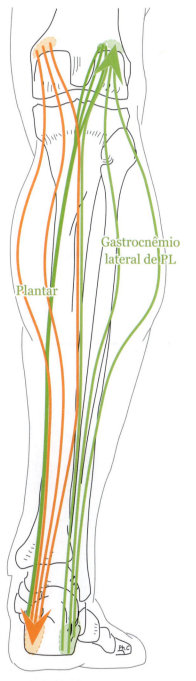
a. As duas cabeças do gastrocnêmio e o plantar

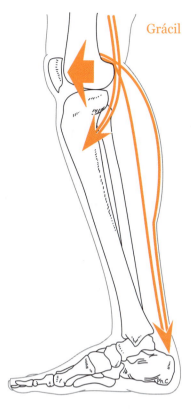
b. Desaferrolhamento do joelho por AM

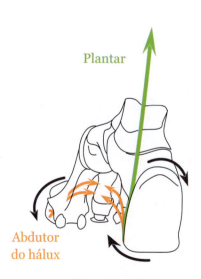
c. Varo do calcâneo

O abdutor do hálux e a torção longitudinal do pé

a cabeça medial que prolonga as fibras mais mediais do tendão de Aquiles pode induzir um varo de calcâneo, ao passo que a cabeça lateral, prolongada pelas fibras mais laterais desse mesmo tendão, pode induzir um valgo.

Uma tendinite da parte medial do tendão do calcâneo com irradiação para a face medial da tuberosidade do calcâneo nos faz pensar em um excesso de atividade da cabeça medial do gastrocnêmio. Por outro lado, a tendinite localizada na parte lateral desse tendão, com irradiação para a face lateral da tuberosidade do calcâneo, leva a pensar em uma hiperatividade da cabeça lateral.

Em caso de competição entre PL e AM, não é raro que o valgo do calcâneo, instalado pela cabeça lateral de PL, provoque a reação excessiva da cabeça medial, de AM, que poderá então apresentar uma tendinite na altura de sua inserção proximal supracondiliana. Problemas circulatórios, como varizes localizadas na região superior da cabeça medial, devem também fazer pensar em "sofrimento" de AM.

O músculo plantar é um músculo de ligação entre a cabeça lateral do gastrocnêmio de PL, com a qual ele está inserido em cima, e a AM, em cujo território ele termina, embaixo. Por sua inserção sobre a borda medial do tendão do calcâneo e a partir de um ponto fixo superior, ele favorece *o varo do calcâneo* e se opõe à cabeça lateral do gastrocnêmio, favorecendo a tração do abdutor do hálux (c).

Por sua inserção superior e a partir de um ponto fixo inferior, ele favorece o destrancamento do joelho. Convém notar que, sempre *do ponto de vista da estática, as duas cabeças do gastrocnêmio estão fortemente implicadas no flexo do joelho. Particularmente a cabeça medial, em sinergia com o grácil, que é também de AM (b).*

Figura 11

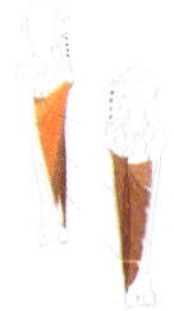

Os músculos adutores longo, curto e magno prolongam AM na coxa.

O adutor magno é o mais posterior e apresenta três feixes. O adutor curto apresenta dois feixes e está situado no plano médio.

O adutor longo, que só possui um feixe, é o mais anterior.

Com exceção do feixe mais inferior do adutor magno, que junta-se à região supracondiliana, todos se dispõem *em leque* para se fixar em diferentes alturas da linha áspera, na face posterior do fêmur.

Figura 12

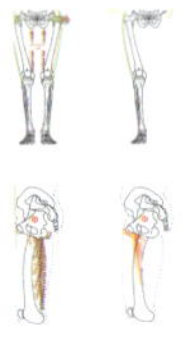

Vamos definir por qual papel estático os músculos adutores fazem parte da dinâmica da "ancoragem" de AM.

O professor Kapandji especifica que, em apoio bipodal, os adutores do quadril intervêm em sinergia antagonista com os abdutores (figura 12-a).

Figura 11

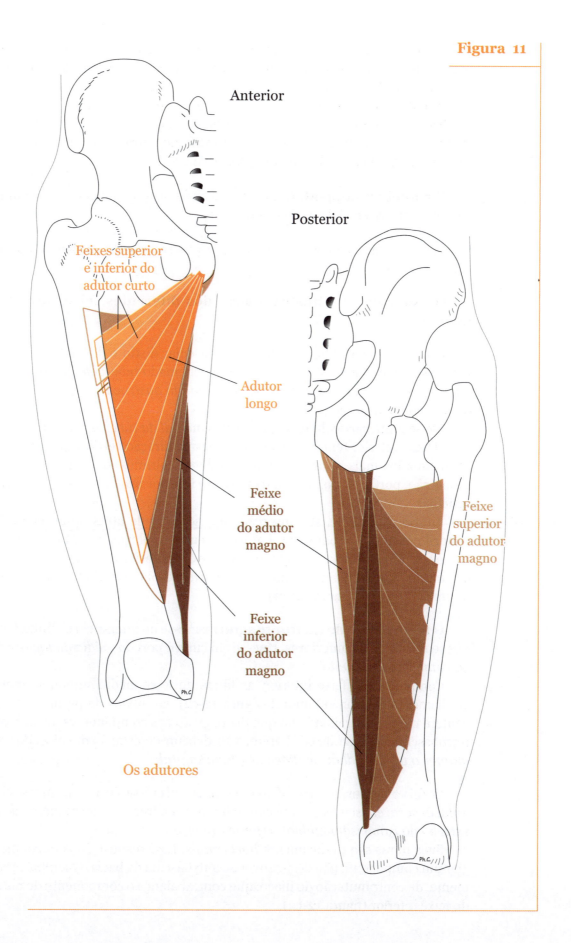

Os adutores

Cadeias anteromedianas

Os adutores estão assim esquematizados por uma seta orientada para cima, materializando um ponto fixo superior. Isso parece ser confirmado pelo valgo fisiológico do fêmur em posição de referência, cuja presença resulta da ação adutora dos músculos adutores a partir de um ponto fixo sobre o ilíaco.

Não é nosso propósito questionar esses dados, nem a ação adutora desses músculos na dinâmica. Entretanto, veremos que outras possibilidades podem ser concebidas a partir de um ponto fixo diferente.

Em apoio monopodal, somente os abdutores homolaterais asseguram o equilíbrio transversal da bacia (figura 12-b).

Vamos começar pela análise da ação possível desses músculos no plano sagital.

O esquema 12-c ilustra a ação dos diferentes feixes do adutor magno:

O feixe inferior forma um corpo muscular distinto dos outros adutores. Está inserido embaixo sobre um tubérculo chamado *tubérculo do adutor, próximo da inserção superior da cabeça medial do gastrocnêmio, que é também de AM*, como já vimos.

Ele se junta *verticalmente* ao *rebordo medial da túber isquiático*.

O feixe inferior tem praticamente a mesma direção vertical que os isquiotibiais situados mais atrás. Ao contrário desses últimos, que se fixam sobre a tíbia e são, portanto, poliarticulares, o feixe inferior fixa-se no fêmur e é monoarticular.

Em posição de pé, sua inserção superior situada atrás da articulação do quadril permite-lhe completar a ação de seus homólogos de PM (o semitendíneo e o semimembranáceo) opondo-se à flexão anterior da bacia e favorecendo *a manutenção do ilíaco em posição vertical* no plano sagital, a partir de um *ponto fixo femoral* (figura 12-c1).

O feixe médio do adutor magno insere-se no interstício da linha áspera, nos seus dois terços inferiores. Une-se em cima *à porção média da face externa do ramo isquiopubiano*.

Comparado ao feixe inferior, as fibras do feixe médio situam-se mais no alinhamento do tronco femoral (figura 12-c2), ao menos de perfil, o que lhes confere maior neutralidade no que diz respeito aos componentes de ante ou de retrobáscula do osso ilíaco. Porém, não deixam de estar bem colocadas *para manter a verticalidade do ilíaco no plano sagital*.

O feixe superior do adutor magno insere-se atrás, no interstício da *linha áspera, em seu terço superior,* e junta-se na frente *ao terço médio da face externa do ramo isquiopubiano (figura 12-c3)*.

Suas fibras são praticamente *horizontais*. Essa disposição já deixa pressagiar um componente não desprezível de antebáscula da bacia. Ou, mais precisamente, de contranutação do ilíaco, que contrabalança o componente de nutação do feixe inferior (figura 12-c3).

Figura 12

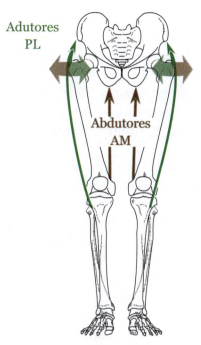

a. Equilíbrio transversal da bacia em apoio bipodal segundo I. A. Kapandji

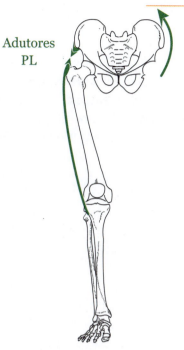

b. Equilíbrio transversal da bacia em apoio podal segundo I. A. Kapandji

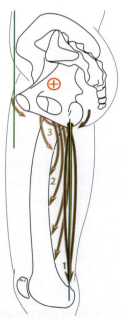

Face medial da coxa
Vista de perfil

c. Estabilização posterior do osso ilíaco pelos três feixes do adutor magno

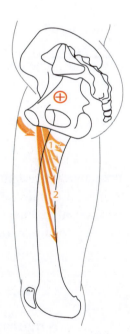

d. Estabilização anterior do osso ilíaco pelos 2 feixes do adutor curto (1) e adutor longo (2)

Papel estático dos adutores

Cadeias anteromedianas

O esquema 12-d ilustra os dois feixes do adutor curto assim como o do adutor longo:

Os dois feixes do adutor curto *se inserem bem na frente, sobre o púbis e seu ramo descendente, e reúnem-se embaixo e para trás da linha áspera do fêmur, na parte superior desse osso (figura 12-d1).*

A orientação é muito próxima da orientação do feixe superior do adutor magno. *Sua ação pode, então, ser considerada como similar. Ambos favorecem a contranutação do osso ilíaco e controlam nutação.*

O adutor longo vai da *linha áspera do fêmur em sua porção média*, embaixo, até o corpo do *púbis, entre a sínfise e a espinha*, em cima (figura 12-d2).

Pela direção das fibras, sua ação fica semelhante à ação do músculo precedente e à do feixe superior do adutor magno. Tende também a contranutar o osso ilíaco e a se opor à ação nutante dos músculos do esquema 12-c.

Os adutores, que estão intimamente ligados por suas aponeuroses, exercem um papel importante **na estabilização do osso ilíaco em posição ereta**. *O componente de contranutação induzido pela atividade tônica dos feixes inseridos mais anteriormente sobre o ramo isquiopubiano e o componente de nutação, resultante da atividade tônica dos feixes mais posteriores e dos isquiotibiais, de PM, se contrabalançam mutuamente.*

Essa ação de estabilização do ilíaco requer tomada de ponto fixo embaixo, o que está perfeitamente de acordo com a noção de **"enraizamento"**, que associamos à AM.

A noção de ponto fixo é difícil de ser teorizada, especialmente para os músculos adutores, cuja fisiologia é muito complexa. Eles estão implicados no *valgo fisiológico do fêmur* no plano frontal e, igualmente, no arco do fêmur... o que necessitaria ter ponto fixo em cima... Voltaremos a esse assunto mais adiante.

O músculo grácil completa os adutores, na coxa. Já falamos do papel exercido por esse músculo em sinergia com o gastrocnêmio medial no "desaferrolhar" do joelho, conforme a figura 3. Chamamos a atenção para o fato de que esse desaferrolhar do joelho favorece a "ancoragem" no chão e a tomada de ponto fixo embaixo.

Figura 13

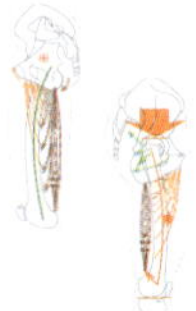

A figura 13 apresenta as ações musculares presentes no arco apresentado pelo fêmur, no plano sagital.

Segundo o professor Kapandji, *"as curvas gerais dos ossos dos membros inferiores traduzem as forças que lhes são aplicadas"*. O arco longitudinal do fêmur é, com certeza, resultado dessa força de contenção em achatamento (figura 13-a1), à qual acrescentaríamos tranquilamente a ação dos músculos adutores, cujo desdobramento em leque sobre a linha áspera parece apto a reforçar tal arqueamento.

A relação entre o músculo e o osso não necessita novas demonstrações: os músculos, pelo seu tônus, dão forma aos ossos e estimulam seu crescimento.

Em contrapartida, os ossos se comportam como "tutores" ou estacas de apoio, dando ponto fixo aos músculos e controlando seu comprimento.

Constatamos com frequência que nos indivíduos que apresentam certo grau de atividade nas cadeias AM e PL, o fêmur é perceptivelmente mais arqueado do que nas outras tipologias. Por suas inserções dispostas em leque ao longo de toda a linha áspera, na face posterior do fêmur, os adutores parecem ter algo que ver com isso (figura 13).

Os feixes de nossos adutores, inseridos mais posteriormente sobre o ramo isquiopubiano, mantêm o osso ilíaco em posição vertical, impedindo que bascule para a frente sob efeito da gravidade e pelo fato de que o centro de gravidade do corpo é deslocado para a frente. Devido à direção de suas fibras, quase vertical, *eles exercem uma contenção vertical sobre a diáfise do fêmur, o que em si já favorece o arqueamento.*

A ação de nutação dos adutores mais posteriores (a) reforçada pela dos isquiotibiais mediais de PM, só pode dominar sobre a ação contranutante dos feixes superiores do adutor magno, longo e curto (b), menos potentes.

Podemos supor que estes últimos, contrariados pela ação nutante dos primeiros, sejam forçados a *tomar ponto fixo sobre o osso ilíaco e tomar parte no arqueamento do fêmur.*

Veremos mais adiante que, no excesso de tensão nas cadeias anteromedianas, *os retos anteriores do abdome trabalham em corda de arco e participam da retrobáscula da pelve, dando também ponto fixo aos adutores sobre o ramo isquiopubiano.*

Os rotadores laterais de PL certamente participam mantendo *a extremidade proximal do fêmur em rotação lateral e o trôcanter maior para trás.*

Este quadro questiona o ponto fixo definido anteriormente; porém, uma escuta tissular nos adutores confirma essa ambivalência. Deixaremos de lado as diferenças inerentes à tipologia para analisar apenas aquele caso que, estatisticamente, é o mais frequente:

– No terço superior da coxa o teste da escuta tissular revela uma atividade tônica que leva a mão para a direção da mesa, em certos casos, e para a direção do teto com maior frequência. Isso está de acordo com o que foi dito sobre a ação dos feixes mais anteriores. Observamos que esses têm na maior parte das vezes uma orientação de fibras próxima da horizontal, o que, em geral, *favorece o trabalho em corda de arco.*

– No terço médio da coxa a mão é nitidamente levada na direção dos pés, quase no eixo da diáfise femoral. Nessa altura, as fibras têm direção vertical; e a noção de ponto fixo embaixo é evidente.

– No terço inferior a tendência é sempre na direção dos pés, mas também da mesa. Nessa altura, detectamos a rotação interna relativa da extremidade distal do fêmur.

Para concluir a questão do ponto fixo, *se bem que a resultante de sua ação seja dirigida para baixo, confirmando a noção de "enraizamento" ligada à AM, os adutores trabalhariam preferencialmente em corda de arco.*

Entretanto, em nossas manobras de reequilibração ("accordage"), por meio das quais tentamos reprogramar o ponto fixo ideal para os músculos de uma determinada cadeia em relação a seus antagonistas, reprogramamos geralmente os adutores para um ponto fixo inferior, assim como os outros músculos de AM.

A hiperatividade de AM que tende a arquear ainda mais o fêmur pode estar na origem de *dores periósteas* na parte anterior da diáfise femoral, particularmente entre crianças e adolescentes nos períodos de "estirão de crescimento".

Figura 14

A observação atenta de um fêmur revela uma torção longitudinal bem marcada, que associa uma rotação lateral proximal a uma rotação medial distal (figura 14-a)

Volto a chamar atenção sobre o fato de que as fibras do feixe inferior do adutor magno têm uma direção de fibras rigorosamente vertical em posição de pé e, portanto, favorecem a *manutenção do côndilo medial no alinhamento do ápice da túber isquiático.* Os músculos da pata de ganso (sartório, grácil e semitendíneo) contribuem, é claro, para isso pelo posicionamento da tíbia.

Nessa situação, os dois côndilos femorais encontram-se alinhados posteriormente num mesmo plano frontal.

A extremidade distal do fêmur não está realmente em rotação medial, porém, mais precisamente numa posição que podemos qualificar de neutra.

Observemos agora a extremidade proximal desse fêmur: já falamos do papel da PL na rotação lateral proximal desse osso. Essa ação é rítmica, acoplada à respiração. É na fase inspiratória que os pelvitrocanterianos, de PL, estão mais ativos.

Podemos, por isso, considerar que *a torção do fêmur é resultado de uma rotação lateral proximal do fêmur por ação de PL, ao passo que AM mantém sua extremidade distal em posição neutra.*

Observemos agora aquilo que chamamos comumente de anteversão do colo.

A maior parte de nossos pacientes imagina que o fêmur efetua suas rotações ao redor de um eixo que passa pelo canal medular de sua diáfise (figura 14-b). Inúmeros terapeutas acabam por integrar essa imagem e o fazem com maior facilidade uma vez que aprenderam que o colo do fêmur é antevertido.

Figura 13

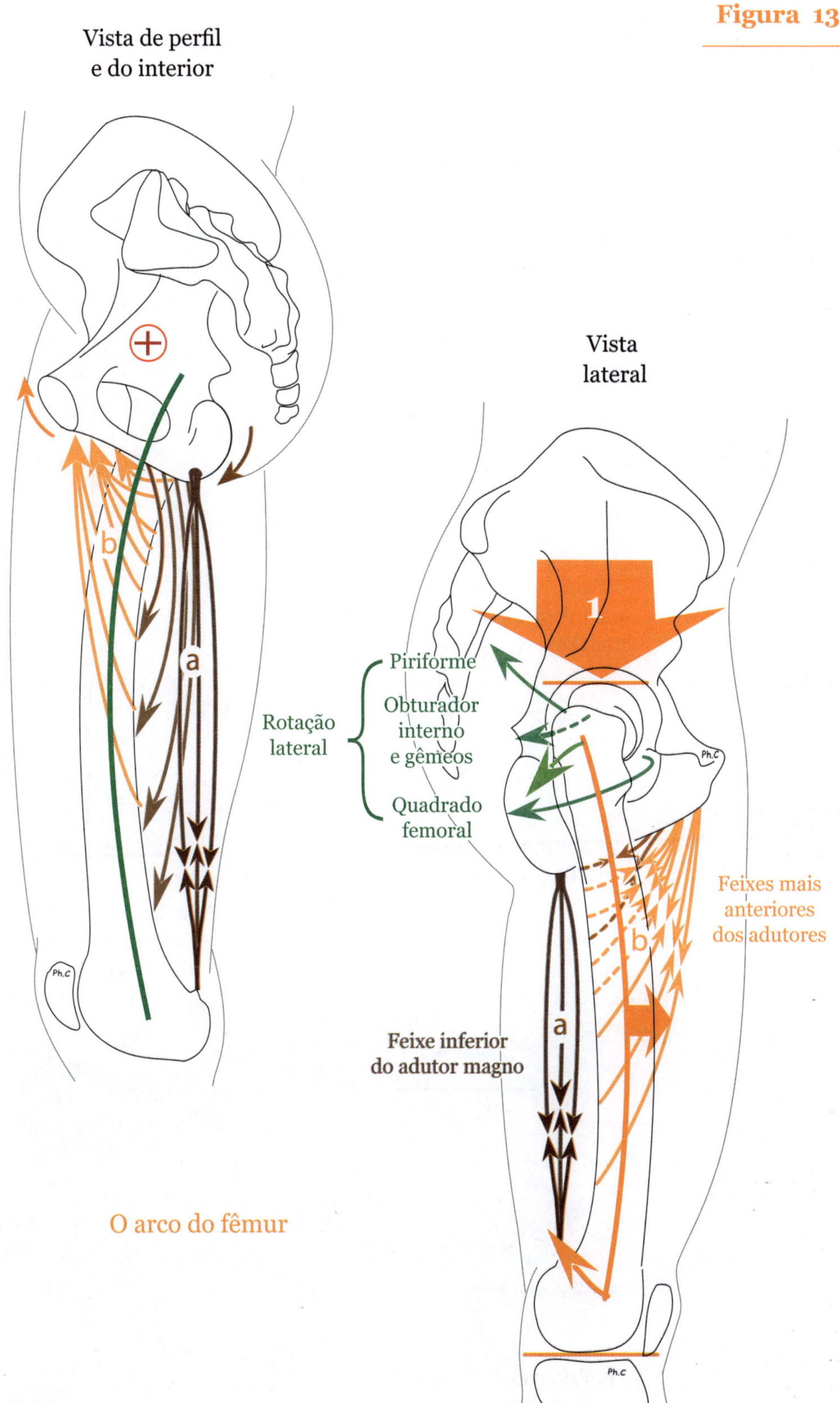

Vista de perfil e do interior

Vista lateral

Rotação lateral
- Piriforme
- Obturador interno e gêmeos
- Quadrado femoral

Feixes mais anteriores dos adutores

Feixe inferior do adutor magno

O arco do fêmur

Cadeias anteromedianas 39

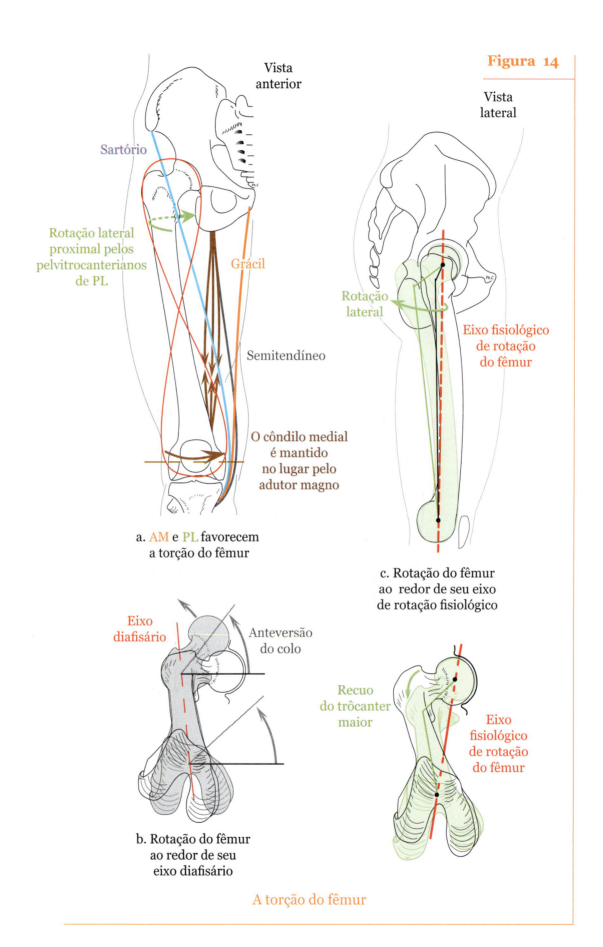

Figura 14

A torção do fêmur

O método G.D.S. atribui uma enorme importância à representação do corpo, às imagens precisas deste corpo, para uma tomada de consciência, no sentido de uma melhor "autogestão" no cotidiano.

A imagem da figura 14-b é falsa, e até mesmo desestruturante. Essa visão de uma anteversão do colo favorece uma expulsão da cabeça femoral para fora do acetábulo, para a frente.

O fêmur efetua suas rotações ao redor de um eixo que une o centro da cabeça femoral a um ponto situado entre os côndilos (figura 14-c). Por conseguinte, aquilo que é classicamente considerado como uma anteversão do colo, corresponde antes a um *recuo do trocânter maior como resultado da rotação lateral proximal do fêmur*, pela PL.

Se visualizarmos essa rotação lateral do fêmur, com a cabeça femoral sempre coaptada, teremos maior estabilidade pélvica e, naturalmente, melhor fisiologia da articulação do quadril.

Figura 15

O joelho valgo é resultado de uma competição entre as cadeias anteromedianas e as cadeias posterolaterais. Essa competição obriga a uma partilha de território diferente da fisiologia ideal.

No caso de excesso de tensão nas cadeias AM, não é raro sentir a tensão dos adutores, que tornam-se adutores em permanência e mantêm as coxas coladas, opondo-se a qualquer tentativa de abdução do quadril (1).

Essa adução do quadril permanente é prejudicial para a PL, particularmente na marcha, ou, ainda mais, na corrida. A cadeia PL vai se recuperar na perna por intermédio do trato iliotibial subtensionado, naturalmente, pelas fibras superficiais do glúteo máximo. O resultado é uma abdução do conjunto ósseo da perna, por essa PL (2).

A PM, com frequência, acrescenta um *recurvatum* a esse quadro.

O joelho valgo, que é por definição um desalinhamento no plano frontal, não deve ser confundido com o falso valgo, encontrado nos terrenos AL:

No caso presente, a adução dos fêmures se dá no plano frontal, ainda que frequentemente acompanhada de rotação lateral. O interior das coxas está em contato ao longo de todo o seu comprimento.
No caso de uma AL, tudo se passa no plano horizontal.

A origem do contato entre os joelhos está na rotação medial dos quadris, mesmo que as coxas, na região proximal, não estejam coladas.

Figura 15

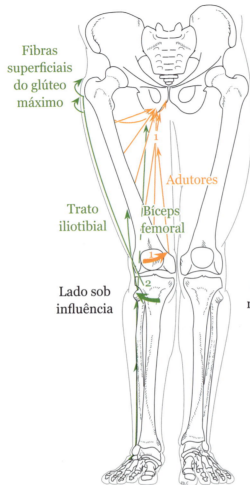

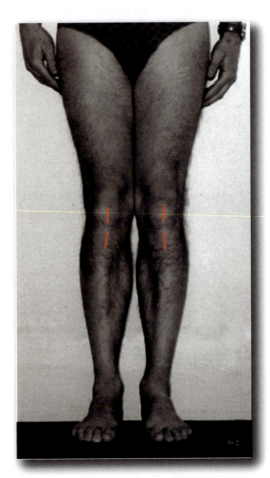

O joelho valgo

Figura 16

 Ainda que exerçam um papel positivo no bom posicionamento do ilíaco, os adutores podem, em caso de tensão exagerada, ter efeitos negativos na região da sínfise púbica.

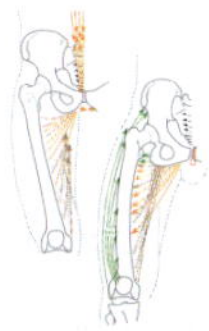

O primeiro esquema dessa figura ilustra um caso de tensão excessiva nas cadeias anteromedianas.

Os músculos do períneo retraídos mantêm os ísquios muito próximos, ao passo que os retos anteriores do abdome trabalham em corda de arco puxando a sínfise púbica para cima. Os *adutores* passam a dispor de um ponto fixo ideal para *aduzir* o fêmur e instalar o *joelho valgo*, cujo mecanismo está descrito na figura 15.

O segundo esquema ilustra o resultado de uma escalada de tensão entre as cadeias posterolaterais e anteromedianas.

No caso de intensa atividade nas cadeias posterolaterais, o glúteo médio instala uma abdução do fêmur, ao passo que o quadrado femoral afasta os ísquios.

A abdução do fêmur por ação do glúteo médio suscita a reatividade dos adutores. Os feixes mais anteriores, opondo-se a essa abdução, podem às vezes tracionar exageradamente a sínfise púbica e fazê-la *"bocejar" inferiormente, favorecendo a aparição de pubalgias.*

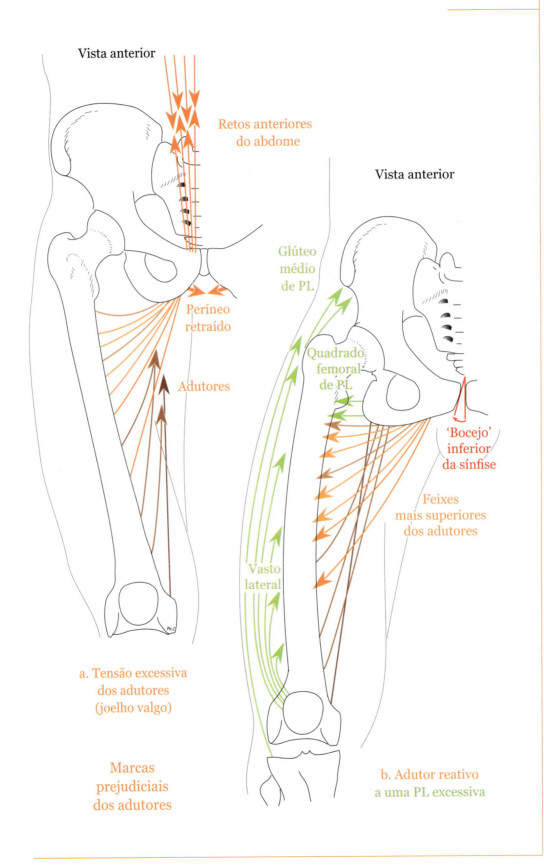

Figura 16

As cadeias anteromedianas na bacia: o períneo

A cadeia AM está representada na bacia pelo **períneo**, ao qual é preciso acrescentar o músculo **piriforme,** cujo caráter misto PL-AM já mencionamos no volume *Cadeias anterolaterais*, sobre as cadeias relacionais.

O períneo ocupa, pois, o papel de residência de AM e se comporta aí como um **segundo diafragma** em decalagem com o diafragma torácico de PA-AP, ao menos enquanto conserva sua liberdade de adaptação, como veremos.

Figura 17

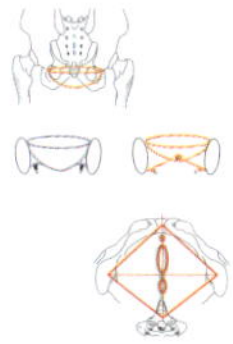

Esta figura ilustra a localização do períneo na pequena bacia e define o quadro ósseo que o delimita.

Obviamente que o **períneo** está situado no interior da pelve, porém, *muito mais alto* do que se imagina geralmente, ao menos no que concerne às inserções dos músculos de seu plano mais profundo (ou superior) que chamamos comumente de diafragma pélvico. Ele tem a forma de uma taça, aliás (1).

Entre as diferentes maneiras de testar um períneo, apresentaremos uma delas. Inicia-se fazendo penetrar os dedos na face interior dos ísquios. Se o períneo estiver relaxado, os dedos penetram mais profundamente nos tecidos dessa região (1a), mas, ao pedir a contração ativa do períneo ou simplesmente do ânus, *os dedos são empurrados para a superfície*.

Esse fenômeno parece mais surpreendente do que se pensa, pois a lógica da anatomia previa o contrário, a penetração dos dedos deveria ser facilitada pela subida do centro do períneo.

Na realidade, é sua *aponeurose superficial* que, estando ligada aos ísquios, é tensionada pela subida deste (centro do períneo) e empurra os dedos (2b).

O terceiro esquema evidencia **o quadro ósseo que delimita o espaço ocupado pelo períneo**. *Este espaço é delimitado atrás pelo sacro, na frente pelo púbis e lateralmente pelos ísquios*. Podemos esquematizá-lo por um losango dividido em *dois triângulos*, traçando uma linha de um ísquio a outro passando pela parte fibrosa central do períneo, chamado nó fibroso central. O triângulo posterior a esta linha e perfurado pelo ânus é chamado *triângulo anal*, e o triângulo anterior, que na mulher tem a uretra e o vestíbulo da vagina, é chamado *triângulo urogenital*.

Figura 17

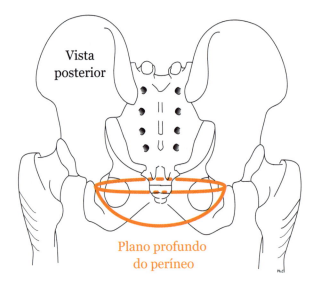

1. Localização do períneo

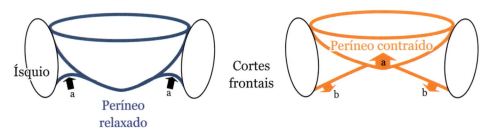

2. Efeitos da contração do períneo sobre as aponeuroses superficiais.

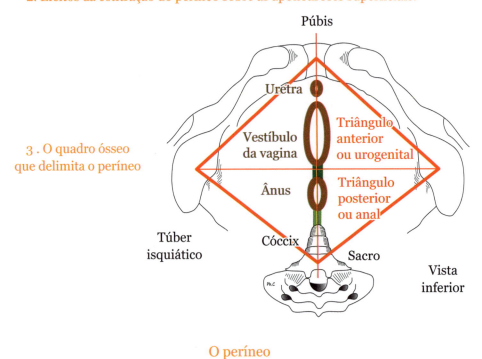

3. O quadro ósseo que delimita o períneo

O períneo

Figura 18

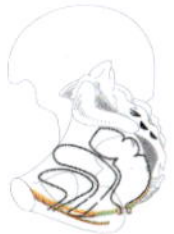

Os músculos do períneo se dividem em diferentes planos, ilustrados pelo corte sagital da bacia.

O períneo é constituído por um certo número de músculos distribuídos em três planos: profundo, médio e superficial. Se considerarmos o corpo em pé, poderíamos também chamá-los de superior, médio e inferior.

O plano profundo ou superior está em contato com as vísceras da pequena bacia e ocupa os dois triângulos mostrados na figura precedente.

O plano médio situado logo abaixo está presente apenas no triângulo anterior.

O plano superficial ou inferior volta a ocupar os dois triângulos. Está em contato com a aponeurose superficial que por sua vez está em contato com a face profunda da pele, como falamos na figura 17.

Nesse mesmo esquema, encontramos a localização do reto, da vagina, do útero e da bexiga.

Figura 19

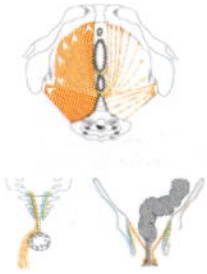

O plano profundo do períneo constitui o que chamamos diafragma pélvico. Ele compreende três músculos: as duas porções do levantador do ânus e o músculo coccígeo.

A vista inferior mostra todos esses músculos que compõem a pequena bacia (a).

O músculo **levantador do ânus** apresenta duas porções: **o puborretal e o iliococcígeo.**

O músculo puborretal vai da face posterior do púbis, na frente, até o ânus, no ligamento anococcígeo e no cóccix embaixo e atrás. Suas fibras mais posteriores envolvem o ânus atrás e lhe permitem tracioná-lo para cima. Ele envia algumas fibras ao nó fibroso central do períneo.

As fibras que saem do púbis e que se juntam ao cóccix atrás prolongam-se sobre o ligamento sacrococcígeo anterior para o qual elas exercem o papel de ligamento ativo (b). O envolvimento desse músculo nos bloqueios do cóccix em "anzol" é evidente.

O músculo iliococcígeo abre suas fibras lateralmente em leque, a partir do ligamento anococcígeo e das bordas laterais das duas últimas vértebras coccigeanas atrás, na direção da face medial da espinha isquiática, e da aponeurose do obturador interno, por fora, assim como da face posterior do púbis, na frente.

Figura 18

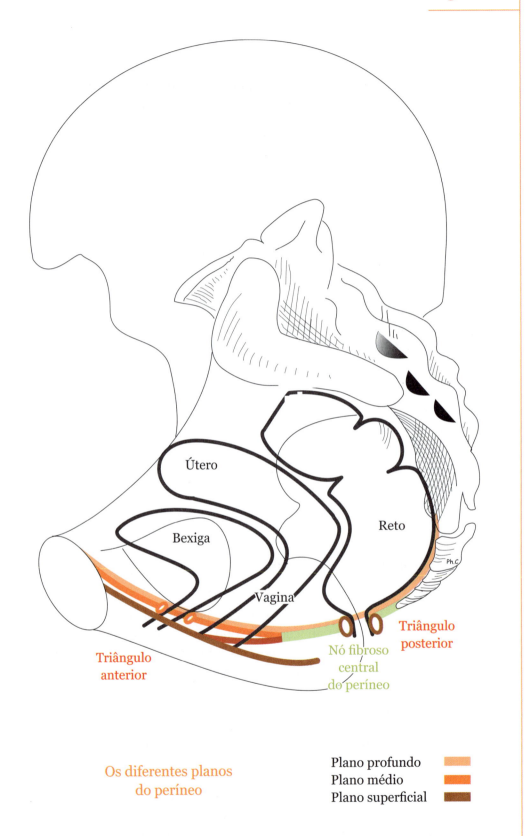

Os diferentes planos do períneo

Plano profundo
Plano médio
Plano superficial

Figura 19

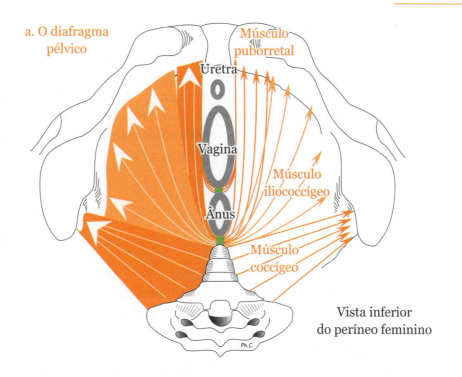

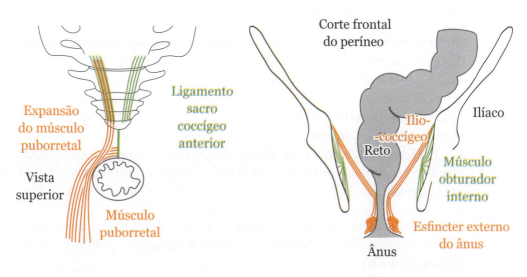

O plano profundo do períneo
ou diafragma pélvico

Cadeias anteromedianas 49

O músculo coccígeo se estende da borda anterior das duas ou três primeiras vértebras coccígeanas, e das duas últimas vértebras sacrais, até a face interna da espinha isquiática, *onde ele está intimamente conectado ao ligamento sacroespinal, do qual exerce o papel de ligamento ativo.*

Os músculos que acabamos de mencionar interferem profundamente na fisiologia do cóccix, fixando-o com frequência em flexão. Esse bloqueio do cóccix em flexão é às vezes traumático, entretanto, frequentemente trata-se de uma marca secundária da AM que, nesse caso, tenta recuperar seu comprimento no períneo no momento que a PM fixou o sacro em posição horizontal.

Figura 20

O períneo é com frequência qualificado de soalho pélvico. Pessoalmente, prefiro chamá-lo de diafragma pélvico.

Longe de mim discutir o papel de contenção dos elementos da pequena bacia, exercido pelo períneo. Por outro lado, não creio que seu fortalecimento a qualquer custo seja necessário, salvo se imaginarmos que o conteúdo da cavidade abdominal e da pequena bacia pesam passivamente sobre ele, em consequência da gravidade.

A realidade é outra, pois as vísceras abdominais são suspensas por ligamentos, seja ao esqueleto axial, seja diretamente ao diafragma. A bexiga, o reto e o útero contidos na pequena bacia e extraperitônio são também suspensos ao quadro ósseo pélvico (figura 20-a).

O peritôneo, que forra as paredes da cavidade abdominal, assim como os órgãos e vísceras que a ocupam, delimita uma cavidade hermeticamente fechada ainda que contenha órgãos e vísceras ocos. A contração diafragmática, que é acompanhada, num primeiro tempo, de uma descida do centro frênico, favorece uma *compressão desta cavidade* cujo volume é então empurrado para baixo e deveria chegar à pequena bacia e, claro, ao períneo.

Entretanto, olhando mais de perto, diversas constatações nos fazem pensar que este funcionamento é previsto para minimizar a propagação da pressão na pequena bacia.

A primeira constatação é a de que *os órgãos da pequena bacia são extraperitoniais* e, portanto, estão fora do "balão comprimível" definido anteriormente (figura 20-a e b).

A segunda é que a *cavidade correspondente à pequena bacia não está no prolongamento do "cilindro" abdominal,* mas está deslocada para trás (figura 20-a e b). A pressão será então dirigida sobretudo para o púbis.

Tratemos, enfim, da fisiologia do músculo transverso do abdome, que é um músculo PA. Ele é o único dos músculos abdominais *a forrar a totalidade do diâmetro abdominal* e a apresentar *fibras dispostas horizontalmente*. Convém lembrar também que *o peritôneo parietal está colado à sua aponeurose.*

Figura 20

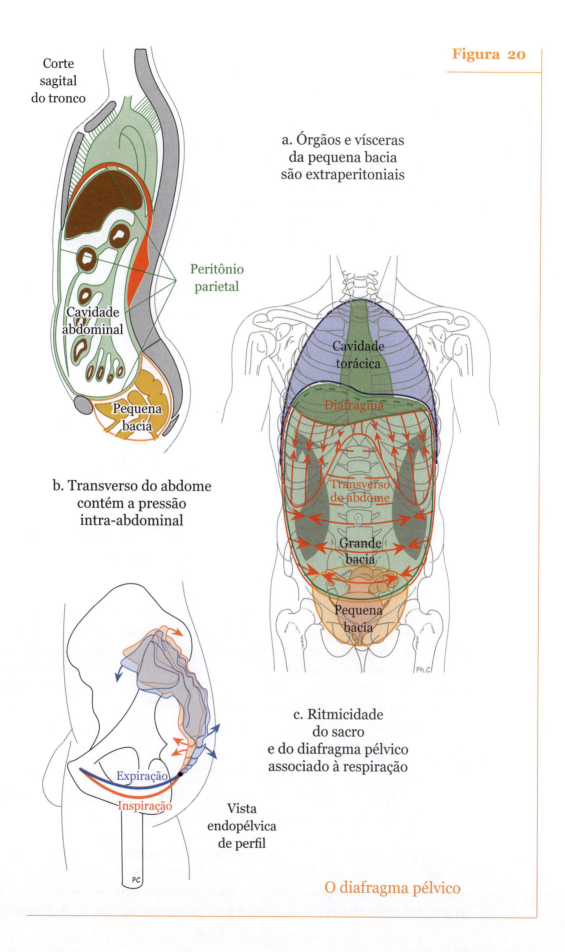

Corte sagital do tronco

a. Órgãos e vísceras da pequena bacia são extraperitoniais

Peritônio parietal

Cavidade abdominal

Pequena bacia

b. Transverso do abdome contém a pressão intra-abdominal

Cavidade torácica

Diafragma

Transverso do abdome

Grande bacia

Pequena bacia

Expiração
Inspiração

c. Ritmicidade do sacro e do diafragma pélvico associado à respiração

Vista endopélvica de perfil

O diafragma pélvico

Cadeias anteromedianas 51

Este músculo está especialmente bem situado para manter o conteúdo abdominal e controlar os aumentos de pressão induzidos pelas contrações diafragmáticas. Em condições fisiológicas ideais de estática e de modo respiratório, que serão abordados no livro sobre as cadeias posteroanteriores e anteroposteriores, veremos que o transverso do abdome *não se satisfaz em conter essa pressão, mas garante que seja melhor repartida, dirigindo-a para cima sob a cúpula diafragmática.*

Uma certa tonicidade desse transverso do abdome é desejável. Por outro lado, uma tonicidade exagerada dos abdominais só faz reforçar a hiperpressão intra-abdominal que não tem outra possibilidade senão invadir a pequena bacia, perturbando a fisiologia do diafragma pélvico. As técnicas de "reeducação abdominal hipopressiva" surgiram por essa razão.

Assim como acontece com o conjunto da coluna vertebral, o sacro sofre a distância os efeitos da respiração diafragmática (figura 20-c).

A cada inspiração, *o sacro é levado para trás ao mesmo tempo em que a coluna lombar diminui sua lordose.*
A cada expiração, *o sacro é carregado em flexão anterior ao mesmo tempo em que a lordose lombar se reinstala.*

Testar essa "respiração sacral" permite, aliás, refinar o diagnóstico, porque tudo o que descrevemos só é possível se nenhuma tensão muscular entravar a liberdade do sacro.

O cóccix é frequentemente considerado como o resquício vulgar de uma cauda desaparecida há milhões de anos. Na verdade, **a articulação sacrococcígea desempenha o papel de junta de elasticidade para o sacro**. Ela permite que o sacro modifique ritmicamente sua posição, minimizando as trações impostas sobre ele, *e protege o períneo de uma distensão exagerada.* O períneo pode, então, se adaptar à alternância de pressão resultante da atividade diafragmática, porém, com uma *atividade tônica moderada* (figura 20-c).

Essa adaptabilidade depende mais de uma certa liberdade do que do reforço de sua tonicidade. Voltaremos a esse assunto quando abordarmos o problema da incontinência urinária.

Figura 21

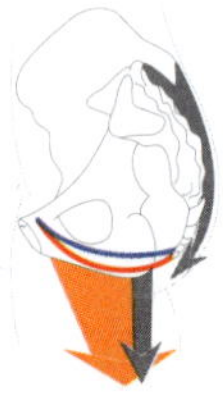

Não é o períneo de AM que deve controlar a posição do sacro, mas o músculo glúteo máximo de PM.

É comum ver o soalho pélvico representado como um elo que liga as cadeias posteriores e as cadeias anteriores. Esta visão é correta durante a primeira parte do desenvolvimento do bebê, período que precede o endireitamento do tronco e os primeiros passos. Nem é totalmente falsa para a fase subsequente e para a idade adulta, mas apresenta a desvantagem de fazer crer que o períneo exerce um papel no posicionamento do sacro. Isso só é verdade num caso de excesso de atividade, mas não num esquema fisiológico.

É o músculo glúteo máximo da cadeia PM que deveria controlar a posição do sacro que, devido ao equilíbrio instável sacroilíaco, tende a cair para a frente e a se horizontalizar.

Para bem realizar essa função, o glúteo máximo deve poder beneficiar-se de um ponto fixo embaixo, o que nem sempre acontece. Porém, essa é uma outra história, à qual voltaremos no capítulo reservado às cadeias posteriores e medianas, das quais fazem parte as fibras profundas do glúteo máximo.

Figura 22

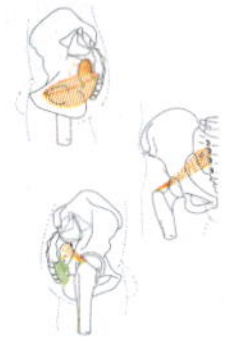

O músculo piriforme completa o períneo atrás e em cima, na altura da grande incisura isquiática (a).

Ele nasce na *face anterior do sacro* entre os forames sacrais anteriores na altura das segunda, terceira e quarta vértebras sacrais (b).

Envia fibras à *face anterior do ligamento sacrotuberal* (c1) e também *sobre o osso ilíaco na parte superior da incisura isquiática maior* (c2).

Ele sai da bacia pela incisura isquiática maior e junta-se à *borda superior do trocanter maior* (c).

Esse músculo é misto de PL e de AM: para suas inserções sacrais ele se parece com o períneo de AM enquanto que, por sua inserção femoral, se parece mais com os outros pelvitrocanterianos de PL. Já mencionamos esse assunto no volume consagrado às cadeias posterolaterais. No esquema assimétrico fisiológico do corpo, que também já foi definido, ele se associa à AM que domina à direita e à PL, que domina à esquerda.

Por suas relações com o ligamento sacrotuberal a direção de suas fibras e sua ação contranutante do sacro, esse músculo pode ser considerado como um **ligamento ativo da articulação sacroilíaca e do ligamento sacrotuberal**.

Ele é também um guarda-costas do períneo, o qual protege de todas as formas de distensão.

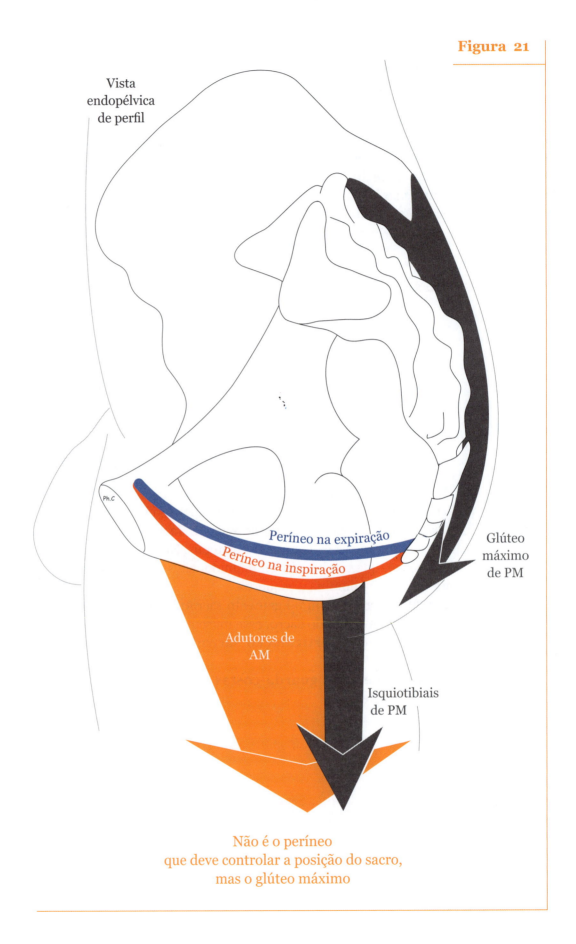

Figura 21

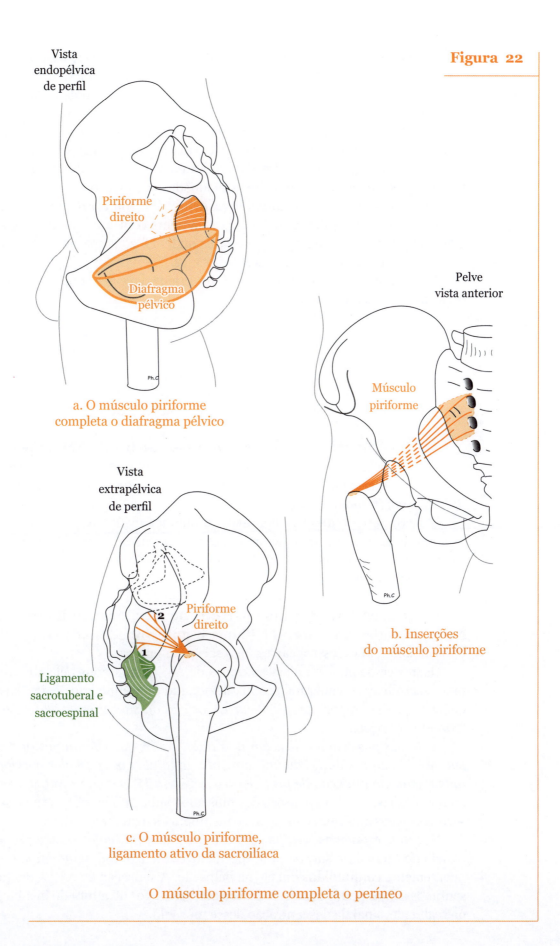

O músculo piriforme completa o períneo

Frequentemente considerado responsável, ele parece ser, na maioria dos casos, reativo a uma nutação excessiva do sacro, por ação de PM, ou a qualquer hiperpressão na pequena bacia. Ele aumenta seu tônus a fim de fechar a pinça sacroilíaca para proteger o períneo, dando-lhe mais comprimento.

É o caso das "ciatalgias pré-menstruais", quando o piriforme se espasma em defesa, em face da pressão exercida sobre o diafragma pélvico pelo aumento do volume e do peso do útero no período pré-menstrual, particularmente em mulheres cujo sacro é tipologicamente posicionado em nutação.

O mesmo acontece com *indivíduos constipados crônicos de tipologia muito em AL*, e cuja parede abdominal é excessivamente contraída. Talvez isso explique o fato de as zonas reflexas que correspondem à constipação serem colocadas, por certos autores, em face dos piriformes.

A possibilidade de um fibroma ou um tumor deve ser considerada diante desse tipo de ciatalgias rebeldes.

Figura 23

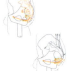

Os músculos do diafragma pélvico e o piriforme influenciam no posicionamento do sacro e do cóccix.

A figura 23-a ilustra a ação excessiva de AM na pelve. As ações bilaterais combinadas dos músculos puborretais, coccígeos e piriformes culminam numa *fixação do sacro em contranutação e do cóccix em flexão*.

O sacro perde então sua liberdade, o que fica evidente quando se testa a "respiração sacral" mencionada na figura 20. No caso de uma AM excessiva, *o sacro permanece em posição de inspiração sem possibilidade de flexão anterior na expiração*.

A figura 23-b ilustra uma partilha de território muito frequente entre as cadeias posteromedianas e anteromedianas. Os paravertebrais de uma PM excessiva carregam o sacro em nutação.

Os músculos puborretais e coccígeos de AM, distendidos pela abertura da pinça sacroilíaca, recuperam o cóccix flexionando-o. Como isso ocorre com frequência, parece importante *verificar a posição do sacro antes de pensar em "corrigir" o cóccix*.

As lesões pós-traumáticas em flexão do cóccix, que chamamos de "cóccix em anzol", são resultado de um aumento de tônus dos músculos coccígeos e puborretais na intenção de proteger o cóccix lesado. Na figura 19-b já mencionamos a existência de expansões dos músculos puborretais sobre os ligamentos sacrococcígeos anteriores dos quais constituem os ligamentos ativos.

Nos dois esquemas, vemos com clareza que o *músculo coccígeo repete o trajeto do ligamento sacroespinal* por dentro. *Ele é o ligamento ativo* e é frequentemente confundido com ele na palpação. A sensação de relaxamento que sentimos sob os dedos depois de fazer uma "ponçage" na altura do ligamento é, na realidade, sinal da descontração desse músculo.

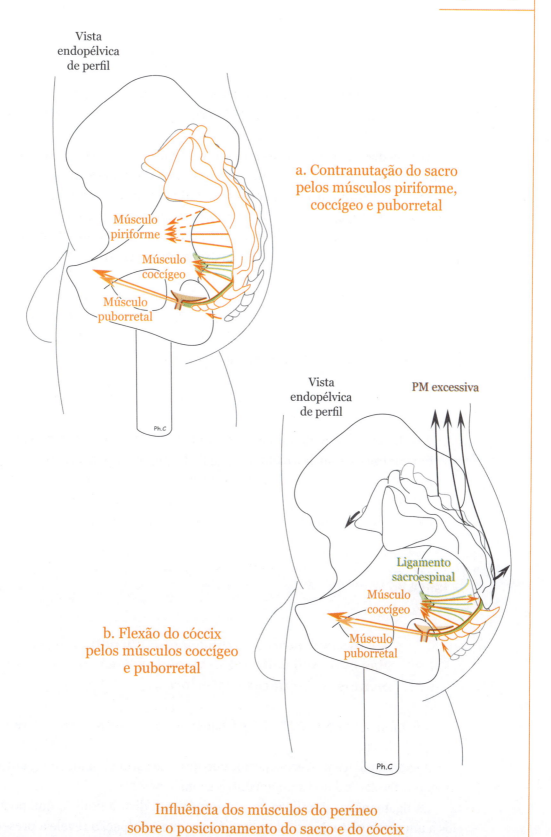

Influência dos músculos do períneo
sobre o posicionamento do sacro e do cóccix

Figura 24

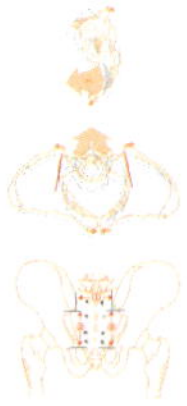

A cadeia AM fixa o sacro em contranutação, obrigando-o a encastrar-se ainda mais entre as asas ilíacas.

Na contranutação induzida por AM, o sacro se verticaliza. Ao mesmo tempo que a extremidade inferior avança, o platô recua entre os ossos ilíacos (a).

As articulações sacroilíacas não são paralelas e divergem na frente. Consequentemente, o sacro se encastra entre os ilíacos quando recua entre eles (b).

Esse encastramento do sacro tem como resultado *distanciar as espinhas ilíacas posterosuperiores* atrás, *aumentando o apoio pubiano* na frente (b).

É possível avaliar o grau de verticalização e de encastramento do sacro pela posição de certos pontos de referência ósseos representados em (c):

A distância entre duas verticais tangentes ao bordo mais medial das espinhas ilíacas posterosuperiores (1c) nos informa sobre o grau de encastramento do sacro entre os ilíacos. Godelieve Denys-Struyf avaliou estatisticamente a distância média **entre 9 e 9,5 cm**.

Mais de 9,5 cm corresponderia a um encastramento do sacro.

A distância entre uma tangente à borda mais inferior da espinha ilíaca posterosuperior e uma horizontal tangente ao ângulo inferolateral do sacro (2c) nos informa sobre o grau de verticalização do sacro. Baseamo-nos em uma distância média equivalente **a quatro dedos do paciente**.
Uma distância maior já mostra um sacro verticalizado.

Figura 25

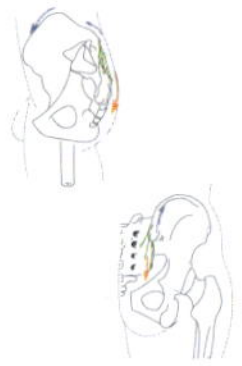

A contranutação sacroilíaca que encontramos nas tipologias que associam AM e AL pode provocar dores nos ligamentos sacroilíacos posteriores.

A combinação entre AM e AL é frequente. AM contranuta o sacro e AL contranuta o ilíaco.

A espinha ilíaca posterosuperior encontra-se ascensionada, enquanto que o ângulo inferolateral do sacro encontra-se mais baixo.

Os ligamentos sacroilíacos posteriores ficam distendidos, o que pode levá-los a um sofrimento. Neste caso, não é raro que a palpação revele a presença de nódulos que rolam sob os dedos e atestam tal desconforto.

Figura 24

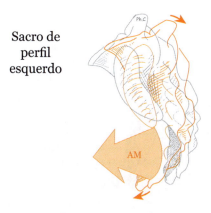

Sacro de perfil esquerdo

a. Contranutação do sacro por AM

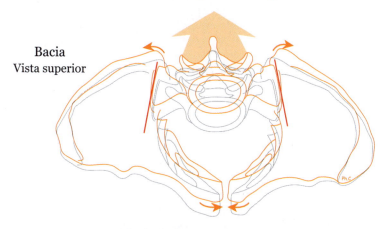

Bacia
Vista superior

b. Ao verticalizar-se, o sacro se encastra entre os ilíacos

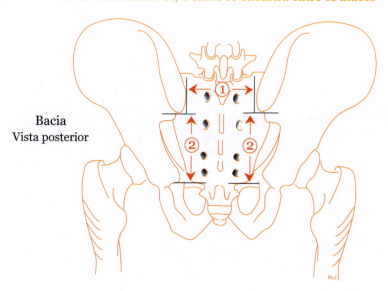

Bacia
Vista posterior

c. Modificações nas referências da bacia, específicas de uma contranutação sacroilíaca

A contranutação do sacro

Figura 25

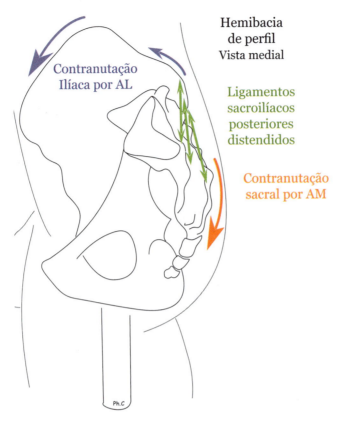

Distensão dos ligamentos sacroilíacos posteriores na contranutação sacroilíaca por AM e AL.

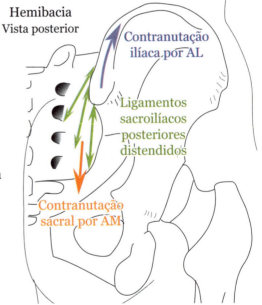

Repercussões ligamentares da contranutação sacroilíaca

Figura 26

A forma do sacro, com toda certeza, é condicionada pelas tensões que AM lhe impôs durante seu desenvolvimento.

A bacia é a residência de AM que está representada aí pelos músculos do períneo cujas diferentes ações sobre a estática pélvica acabamos de ver. Isso explica talvez por que a forma do sacro é, em geral, globalmente em cifose. É razoável pensar que a atividade dos músculos do períneo no bebê, desde muito cedo, modele o sacro no sentido da cifose. Aqui, também, tudo é questão de equilíbrio e naturalmente constatamos que nem todos os sacros têm a mesma forma. Voltaremos ao que já foi comentado no volume consagrado às noções básicas do método G.D.S. (intitulado "Aspectos biomecânicos: Cadeias musculares e articulares, Método G.D.S."): o sacro revela, por sua forma, certos traços do projeto genético de um indivíduo.

A figura 26 estabelece uma comparação entre duas morfologias sacrais diferentes.

No que concerne ao **sacro** que chamaremos de **neutro** (a e b), *as duas primeiras vértebras sacrais (S1 e S2) estão alinhadas uma com a outra.*

No caso de um **sacro convexo** (*bombé*) (a e c), *as duas primeiras vértebras sacrais estão em flexão anterior, uma em relação à outra.*

Esses dois sacros foram propositalmente colocados em uma posição de *inclinação ideal do platô sacral* como definido pelo **ângulo de** *de Sèze*. O grau de inclinação da base do sacro é importante porque depende de seu valor a maneira como esse sacro vai receber a coluna vertebral, particularmente L5. A angulação ideal foi determinada aproximadamente em **34°**. Nessas condições, a transmissão de forças pela coluna vertebral na base do sacro se dá de maneira a conciliar a estabilidade e o amortecimento:

– uma base muito horizontalizada favorece a estabilidade, mas à custa de excessiva compressão do disco L5-S1.

– uma base muito inclinada acarretaria instabilidade de L5 sobre S1, ou, até mesmo, uma antelistese.

Convém lembrar também que a sobrevivência do disco L5-S1 depende do seu grau de cuneiformização:

– pouca cuneiformização favorece a compressão discal e a hérnia por via posterior. O excesso de cuneiformização pode resultar na ruptura das fibras anteriores do anel (fibroso) e em hérnia por via anterior.

É interessante comparar também os ângulos de conformação do promontório nos sacros (b) e (c).

Figura 26

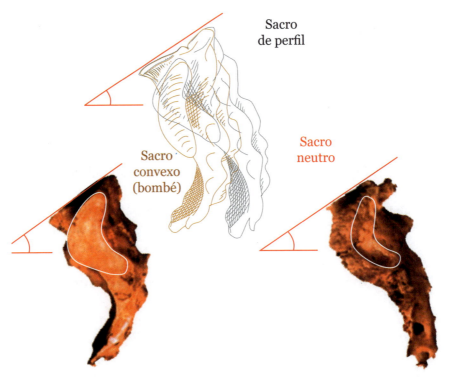

a. Comparação entre um sacro convexo (bombé) e um sacro neutro

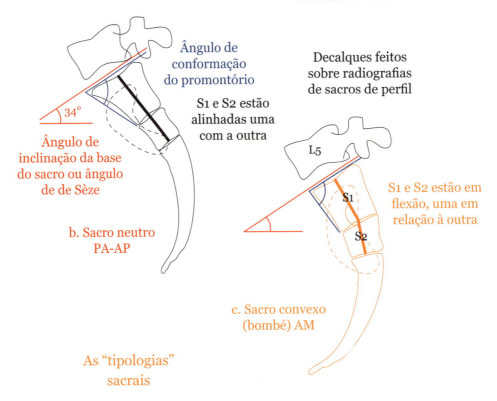

b. Sacro neutro PA-AP

c. Sacro convexo (bombé) AM

As "tipologias" sacrais

Para determinar esse ângulo, cruzamos uma linha tangente na base do sacro com outra linha tangente na parte anterior do corpo da vértebra S1. Ele difere de um indivíduo para outro, é claro. No caso de um sacro convexo (*bombé*), que qualificamos como típico de AM, *esse ângulo de conformação é geralmente mais obtuso* do que num sacro neutro, representado em (b).

Isso trará consequências sobre a inclinação geral do sacro relativamente à base e, por conseguinte, sobre sua posição global no espaço. Comparemos um sacro neutro e um sacro convexo cujas bases estão inclinadas idealmente em relação à horizontal como definida pelo ângulo de de Sèze. O sacro convexo que apresenta um ângulo de conformação mais obtuso está *globalmente mais vertical* que o sacro neutro, cujo ângulo de conformação é mais agudo.

Essa constatação nos leva a pensar que *certos sacros têm, desde o início, uma forma em AM mais propícia a um posicionamento em AM*. Voltaremos a falar disso na figura seguinte.

O professor Delmas, a quem o professor Kapandji faz referência, também observou diferenças morfológicas do sacro, que ele associou a tipologias vertebrais específicas. Ele dedicou atenção principalmente às articulações sacroilíacas, que evidenciou de diferentes formas:

Articulações em forma de feijão, do tipo anfiartrose, bastante granuladas, pobres em cartilagem e pouco predispostas ao movimento.
Esse tipo de articulação corresponderia a sacros em cifose, de tipo AM.

Por outro lado, descreve articulações em forma de esquadro, em "calha oca – calha cheia" de tipo Faraboeuf (como trilhos de um trem), bem providas de cartilagem e muito mais predispostas ao movimento. Estas últimas corresponderiam especialmente a sacros arqueados de tipo PM.

As duas fotos de sacros, convexo e neutro, ilustram essas diferenças. Tivemos a oportunidade de observar uma grande quantidade de sacros, disponibilizados por antropólogos, para verificar diferenças morfológicas entre sacros e articulações sacroilíacas, como descrevi anteriormente. Tais diferenças existem mesmo que todos esses caracteres não estejam sempre associados num mesmo sacro.

Figura 27

Existem diferentes tipologias sacrais. Cada sacro é designado para funcionar em uma posição em relação à sua tipologia de base.

Aqui deparamos com o difícil problema da fronteira entre o inato e o adquirido. Ainda que não seja necessário continuar a demonstrar a influência das tensões musculares sobre a forma, não devemos esquecer a programação genética.

Figura 27

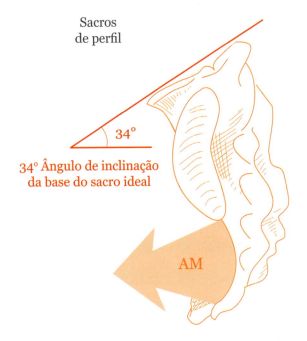

Sacros de perfil

34° Ângulo de inclinação da base do sacro ideal

a. Sacro convexo (bombé) posicionado em AM

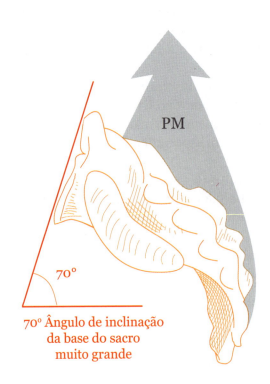

70° Ângulo de inclinação da base do sacro muito grande

b. Sacro convexo (bombé) posicionado em PM

Relação entre a forma do sacro e seu posicionamento

Não existe um modelo único, mas uma pluralidade de modelos ligados a essa programação genética.

Nossa abordagem busca restaurar o posicionamento melhor adaptado a essa programação.

Vamos sustentar essa proposição a partir do exemplo de um sacro convexo (*bombé*) programado geneticamente "em AM". Este parece previsto para ser posicionado verticalmente, "em AM", sem que isso afete a transmissão de forças pela coluna vertebral na base do sacro, se a inclinação da base do sacro estiver correta (figura 27-a).

A figura 27-b ilustra o caso de um sacro do tipo AM, porém posicionada horizontalmente por uma PM excessiva.

A inclinação da base do sacro é, neste caso, muito grande para receber corretamente a quinta vértebra lombar e o peso transmitido pelo conjunto da coluna vertebral.

Esse caso, *onde é grande o risco de antelistese de L5*, é relativamente frequente na clínica, particularmente no caso de adolescentes que praticam esportes de competição, o que poderia explicar o desenvolvimento de uma PM excessiva ligada à preocupação com a performance. Concluindo, será necessário lembrar que cada caso é único e que o objetivo não é colocar todos no mesmo molde, mas permitir a cada um desempenhar seus próprios potenciais. Em outras palavras, estar de acordo com seu próprio projeto.

Figura 28

Os músculos piriformes funcionam de maneira assimétrica e são os protagonistas na rotação do sacro.

A figura 28-a ilustra a ação assimétrica dos músculos piriformes na pelve.

Convém lembrar que esses músculos são mistos, isto é, pertencem tanto às cadeias anteromedianas quanto às posterolaterais.

Como já vimos no esquema assimétrico fisiológico da cintura pélvica descrito nos dois livros sobre as cadeias anterolaterais e posterolaterais, o piriforme direito toma ponto fixo sobre o fêmur, mantido em rotação medial pelas fibras mais anteriores dos glúteos mínimo e médio (b). Ele se comporta como um músculo de AM e se associa a esta cadeia, que é dominante à direita no esquema assimétrico mais corrente.

O piriforme esquerdo toma ponto fixo sobre o sacro e leva o fêmur em rotação lateral. Comporta-se como os pelvitrocanterianos de PL, que domina à esquerda e à qual se associa.

A figura 28-b ilustra essa assimetria de funcionamento no plano horizontal e direciona a atenção sobre a rotação do sacro para a esquerda, induzida pelo piriforme direito.

Figura 28

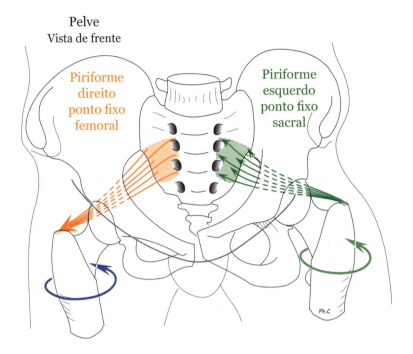

a. Os piriformes funcionam de maneira assimétrica

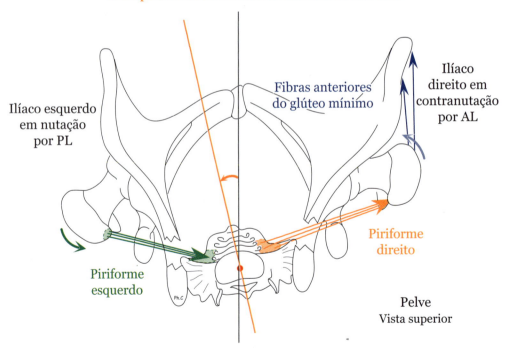

b. O piriforme direito faz o sacro girar para a esquerda

A rotação do sacro para a esquerda

Esta rotação à esquerda do sacro está presente em mais ou menos 90% dos casos, assim como a assimetria à qual ela está ligada. Reproduzi deliberadamente na mesma figura (24-b), a contranutação e a abertura ilíaca no plano frontal que são devidas à dominância de AL à direita, assim como a nutação e o fechamento do ilíaco esquerdo são devidos à dominância de PL à esquerda.

Quanto à rotação dos fêmures, a despeito da dominância de AL rotadora medial à direita e da PL rotadora lateral à esquerda, *é frequente encontrar uma rotação lateral do fêmur maior à direita*. Isso poderia levar a crer em uma inversão do esquema assimétrico fisiológico. Na verdade, não se trata disso, mas de uma tensão excessiva do piriforme direito com mais frequência associada a uma forte rotação do sacro para a esquerda. Esse conjunto de ações assinala um *trabalho em corda de arco* desse piriforme agindo no contexto de uma AM.

Figura 29

Os músculos do períneo, mais particularmente os músculos coccígeos, estão implicados na rotação do cóccix.

O coccígeo insere-se sobre as duas últimas vértebras sacrais (figura 29-a), o que explica estar implicado na rotação do sacro, juntamente com o piriforme.

É interessante, aliás, ao testar a posição do sacro, diferenciar uma rotação mais marcada em sua parte proximal de outra mais marcada em sua parte distal. Nos dois casos, somente considero uma rotação sobre um eixo longitudinal após ter previamente descartado a possibilidade de uma rotação sobre um eixo oblíquo, de que falaremos em nosso estudo sobre as cadeias posteromedianas.

Se *a rotação do sacro for mais importante em sua parte proximal*, devemos pensar em um *problema de distorção ilíaca* (AL direita e PL esquerda) e/ou em um *problema de piriforme*.

A *rotação do sacro mais marcada em sua parte distal*, exatamente acima de seu ângulo inferolateral, assinala *a participação do músculo coccígeo, ou mesmo de um hemiperíneo*.

A tensão unilateral do músculo coccígeo que se insere sobretudo na borda lateral e na face anterior das vértebras coccigeanas, favorece a rotação do cóccix para o lado oposto (figura 29 a e b). O músculo puborretal também pode estar incriminado (b).

Escolhi deliberadamente ilustrar uma rotação do cóccix para a esquerda que aparece correntemente no esquema assimétrico mais comum da bacia. Entretanto, pelo jogo de ação-reação entre as cadeias, não é raro encontrar uma rotação para a direita, que seria independente daquela do sacro.

Figura 29

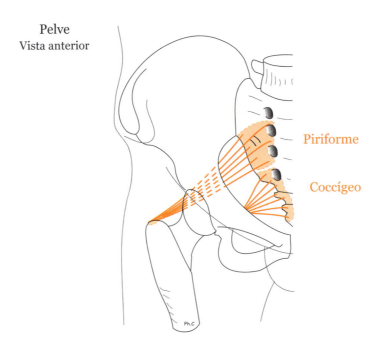

a. O piriforme e o coccígeo, vista anterior

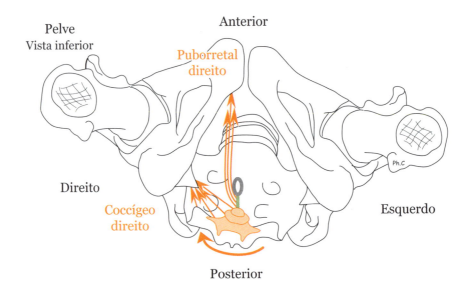

b. O coccígeo direito faz o cóccix girar para a esquerda

A rotação do cóccix

Figura 30

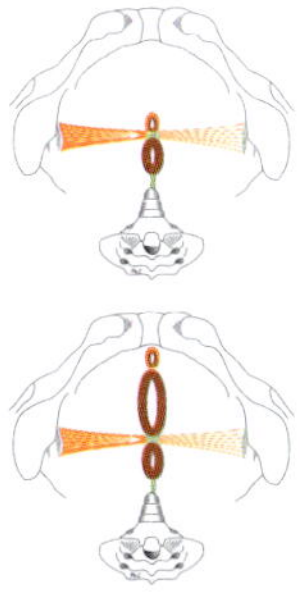

O plano médio do períneo compreende dois músculos; o transverso do períneo e o esfíncter da uretra.

O plano médio do períneo masculino representado na figura 30-a é constituído por dois músculos:

O transverso profundo do períneo vai da face medial do túber isquiático ao nó fibroso central do períneo. Suas fibras, assim como as de seu homólogo contralateral, contribuem para formá-lo.

Ele controla o afastamento do ísquio e se opõe, pois, diretamente ao músculo **quadrado femoral de PL**.

O esfíncter da uretra, como seu nome indica, obtura a uretra.

A figura 30-b ilustra o plano médio do períneo na mulher. Vamos encontrar na mulher os mesmos dois músculos. Mas, ao contrário do períneo masculino, o *esfíncter da uretra não está ligado ao nó fibroso central,* mas isolado na frente do vestíbulo da vagina. Esta particularidade anatômica parece desempenhar um papel diante do fato de ser o esfíncter feminino menos eficaz que o masculino.

Figura 31

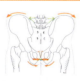

A tensão excessiva dos músculos transversos do períneo favorece a sagitalização dos ramos isquiopubianos e o fechamento caudal do ilíaco.

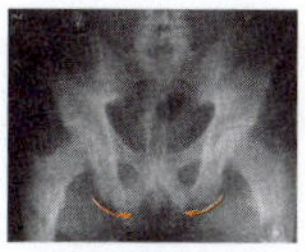

Essa figura ilustra ossos ilíacos posicionados em AM.
Os ísquios se aproximam por ação dos músculos **transversos do períneo**, que obrigam *os ramos isquiopubianos a se sagitalizar.*

Nos casos de fechamento muito acentuado, tal ação pode chegar até a fazer *"bocejar" (abrir) a sínfise púbica* em cima, formando-se aí um *terreno favorável a uma forma específica de pubalgia.*

É muito mais frequente encontrar um ramo isquiopubiano direito (onde domina AM) mais sagitalizado que o esquerdo (onde domina PL). Entretanto, no jogo de ação-reação entre as cadeias de músculos, tudo é possível e assim também o inverso.

O fechamento caudal acompanha-se de uma *abertura das asas ilíacas no plano frontal,* suscetível de *tensionar os ligamentos iliolombares* representados no esquema 31-a. O seu alongamento pode desencadear *a reação do quadrado lombar,* que é o seu ligamento ativo.

Figura 30

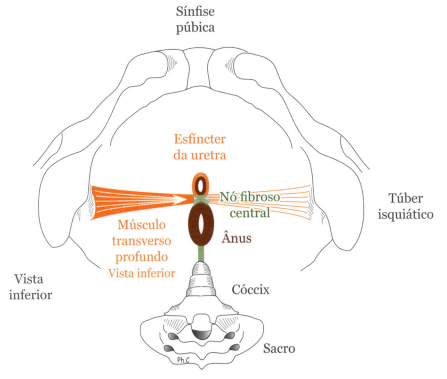

a. Plano médio do períneo masculino

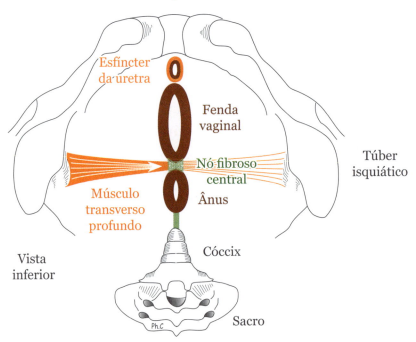

b. Plano médio do períneo feminino

O plano médio do períneo

Figura 31

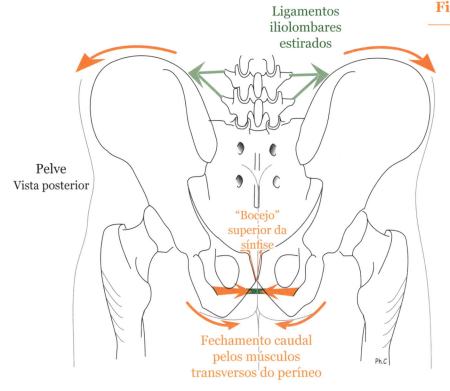

a. Fechamento caudal dos ilíacos por AM

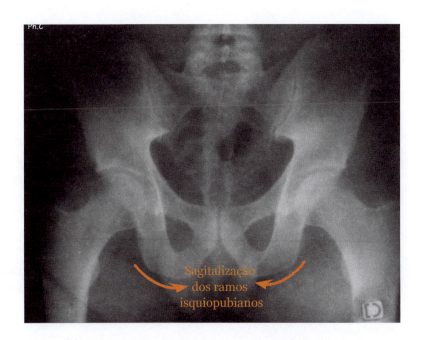

b. Radiografia de uma bacia típica de AM

Marca de uma AM excessiva na bacia

Cadeias anteromedianas 71

Figura 32

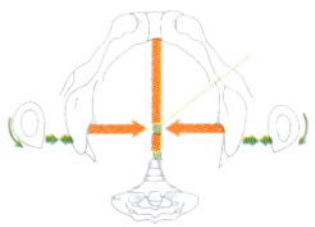

Na bacia, AM e PL são antagonistas no plano frontal. Idealmente, PL controla AM, porém, no jogo de ação-reação entre cadeias antagonistas tudo é possível.

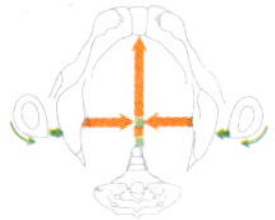

A figura 32-a ilustra o controle fisiológico de PL sobre AM: PL tem seu feudo no quadril, isto é, na região da bacia que é a residência de AM.

Os músculos **quadrados femorais de PL** impedem os músculos **transversos do períneo (de AM)** de aproximarem exageradamente os ísquios. Tudo é questão de equilíbrio, o controle não deve tornar-se dominância.

A figura 32-b mostra uma dominância de AM em todos os planos:

O sacro é mantido em contranutação **pelos músculos do períneo e pelos piriformes,** enquanto os ísquios são aproximados e os ramos isquiopubianos são sagitalizados pelos **músculos transversos do períneo**, que a PL não consegue controlar. Nesses casos, falamos de *inversão do controle* entre essas duas cadeias.

A PL entra em reação e recupera os fêmures sobre os quais **os músculos quadrados femorais e os obturadores internos** *exageram a rotação lateral.*

Esse terreno é particularmente propício à aparição de uma *coxartrose expulsiva.*

Figura 33

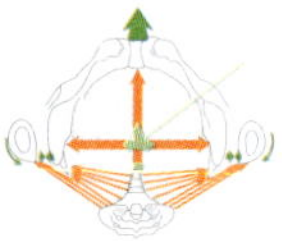

Em certos casos, é a AM que é dominada, seja por uma PL excessiva no plano frontal, seja por uma PM no plano sagital, ou, ainda, pelas duas simultaneamente.

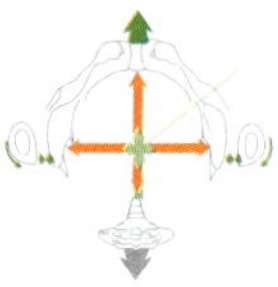

No caso da figura 33-a, trata-se de uma dominância de PL no plano frontal.
Os quadrados femorais e os obturadores internos de PL se apoderam dos ísquios, que são bem afastados. O períneo se distende no plano frontal e, naturalmente, reage aumentando seu tônus. Ele consegue recuperar o sacro no plano sagital graças aos músculos **coccígeos** e com a ajuda dos músculos **piriformes** que, é preciso lembrar, são simultaneamente de PL e de AM.

A figura 33-b ilustra um caso em que AM é vencida em todos os planos em relação à dominância de PL e de PM.
Os quadrados femorais e os obturadores internos dominam aí também, no plano frontal, os ísquios são bem afastados um do outro e o *períneo se distende transversalmente.*

Figura 32

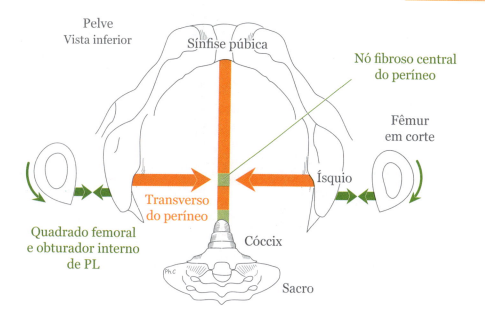

a. **PL** controla **AM** no plano frontal

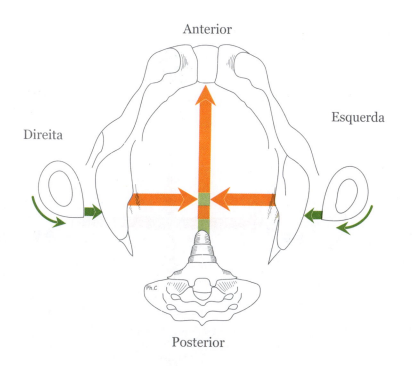

b. **AM** domina no plano frontal e sagital.
PL recupera os fêmures no plano horizontal

Jogo de ação-reação entre cadeias antagonistas na região da bacia (1)

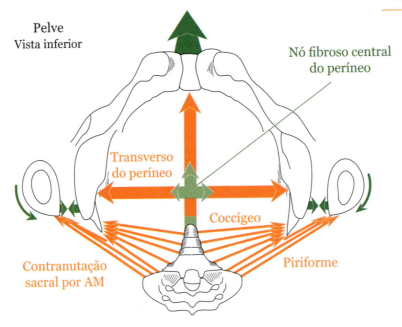

a. **PL** domina no plano frontal,
AM "recupera" o plano sagital

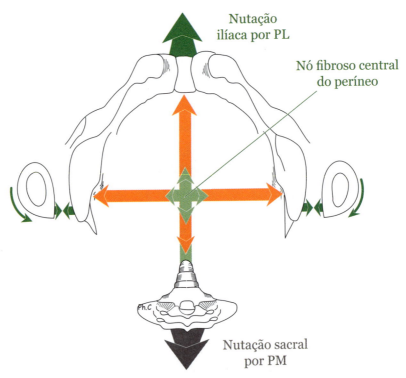

b. **PL** e **PM** dominam no plano frontal e sagital,
AM é distendida nos dois planos

Jogo de ação-reação entre cadeias antagonistas na bacia (2)

Os músculos paravertebrais de PM, reunidos na altura do sacro pelo que chamamos de massa comum ou aponeurose dos músculos eretores da espinha, nutam o sacro quando estão em excesso. Essa horizontalização do sacro, ainda que compensada por uma flexão do cóccix, distende tanto o períneo no plano sagital que a PL, pela nutação que impõe aos ilíacos, leva a sínfise púbica para a frente e para cima.

Essa distensão do períneo constitui um dos terrenos de predisposição para a **incontinência urinária**. Encontramos esse terreno com frequência nos esportistas que desenvolvem e mantêm uma dominância na PL e na PM.

Acreditamos que a tração dos músculos do períneo distendidos transversalmente e anteroposteriormente ocasiona uma tração permanente sobre o nó fibroso central do períneo, acarretando uma verdadeira "sideração" (desorientação) do períneo. Tal "sideração" é frequentemente confundida com fraqueza, justificando o fortalecimento dos músculos do soalho pélvico praticado correntemente.

Acreditamos que a melhor conduta é rearmonizar as tensões excessivas na PL e na PM, e depois proceder à reestruturação pélvica, para dar ao períneo liberdade de agir como "diafragma pélvico".

Figura 34

Podemos agora comparar a tipologia pélvica AM com aquelas já abordadas nos livros *Cadeias posterolaterais* e *Cadeias anterolaterais*, consagrados às cadeias relacionais.

Vemos em a e b dois exemplos de bacias estáticas:

A figura 34-a detalha **uma bacia de tipologia AM** e materializa o papel do períneo no fechamento caudal.

A figura 34-b retoma **uma bacia de tipologia AL**, já abordada no livro *Cadeias anterolaterais*.

A figura 34-c retoma o exemplo de uma bacia dinâmica, neste caso de tipologia PL, também já abordada no livro *Cadeias posterolateriais*.

Figura 35

A comparação entre as radiografias de duas bacias, uma AM e outra PL, é muito interessante e permite refinar o diagnóstico.

No primeiro caso de uma bacia em que dominam as cadeias anteromedianas (figura 35-a), percebemos a aproximação dos ísquios e a sagitalização dos ramos isquiopubianos. As asas ilíacas estão abertas no plano frontal, com as consequências passíveis de incidir sobre os ligamentos iliolombares.

Figura 34

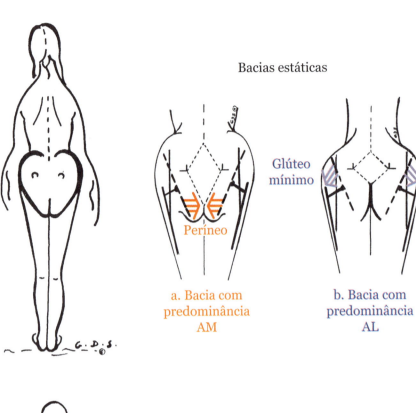

Bacias estáticas

a. Bacia com predominância AM — Períneo

b. Bacia com predominância AL — Glúteo mínimo

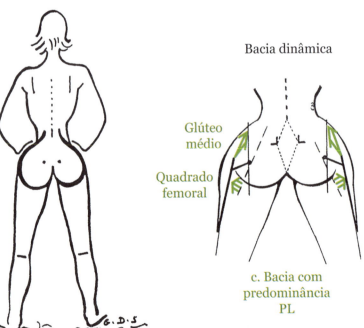

Bacia dinâmica

c. Bacia com predominância PL — Glúteo médio, Quadrado femoral

Tipologias pélvicas por G.D.S.

Figura 35

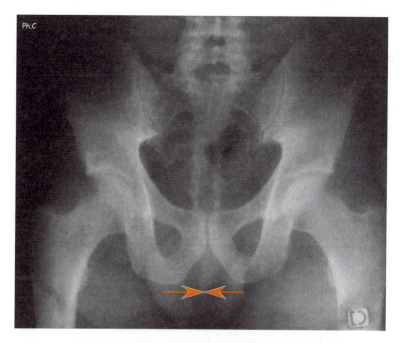

a. Bacia sob dominância das cadeias anteromedianas

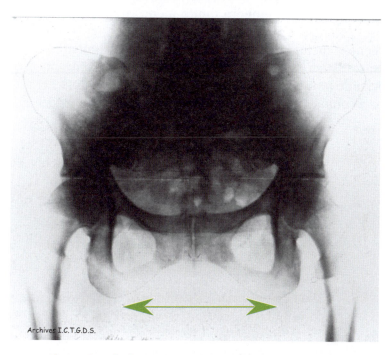

b. Bacia sob dominância das cadeias posterolaterais

Radiografias de bacias
Comparação entre uma bacia AM e uma bacia PL

No segundo caso, de uma bacia onde dominam as cadeias posterolaterais (figura 35-b), as asas ilíacas encontram-se fechadas no plano frontal, os ísquios estão muito afastados entre si e os ramos isquiopubianos se frontalizam.

Essa tipologia constitui um terreno predisponente a uma forma de incontinência urinária, por estiramento transversal do períneo.

Figura 36

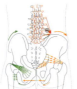

No esquema assimétrico das cadeias, AM é mais ativa à direita. A PL, que domina à esquerda, lhe dá ponto fixo para aproximar o ísquio direito.

O quadrado femoral e o obturador interno esquerdos, de PL, *afastam o ísquio esquerdo e distendem* **o períneo**, *que reage levando o ísquio direito* para dentro. Nesse esquema, a *AM se exprime, pois, à direita*, consequentemente aumenta a abertura da asa ilíaca no plano frontal e tensiona os ligamentos iliolombares direitos.

O quadrado lombar, ligamento ativo desses ligamentos, reage ao estiramento sofrido e leva a coluna lombar a uma inclinação e rotação para a direita. Isso faz com que apareça uma *convexidade direita* nos planos frontal e sagital.

Esse esquema, embora muito menos frequente que o inverso, descrito em nosso estudo sobre as cadeias posterolaterais, não é raro. Ele nos permite compreender melhor certas atitudes escolióticas lombares direitas, que têm como característica atípica o fato de que a pelve se encontra no esquema habitual (associando uma AL e uma AM direitas a uma PL e uma PM esquerdas), enquanto que a coluna apresenta uma inflexão no sentido oposto.

Figura 37

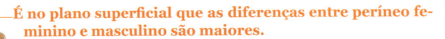

É no plano superficial que as diferenças entre períneo feminino e masculino são maiores.

O plano superficial do períneo masculino é composto de três músculos no triângulo anterior (Figura 37-a):

O transverso superficial duplica o transverso profundo, que vemos na figura 30, e retoma suas características.

O isquiocavernoso insere-se na face interna do *tuber isquiático*, atrás da raiz do corpo cavernoso e sobre o *ramo isquiopubiano*.

Ele recobre a raiz do corpo cavernoso e junta-se ao bulbo esponjoso para fixar-se mais na frente sobre *esses mesmos corpos cavernosos*.

O bulbo esponjoso forma junto com seu homólogo do outro lado *uma goteira côncava em cima, que recebe o bulbo e o corpo esponjoso até a*

Figura 36

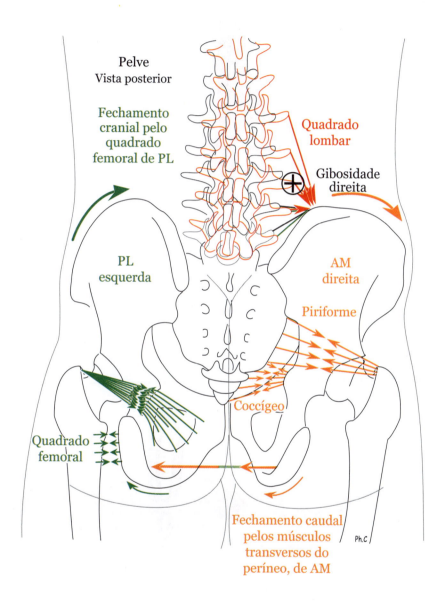

Atitude escoliótica convexa lombar direita

Figura 37

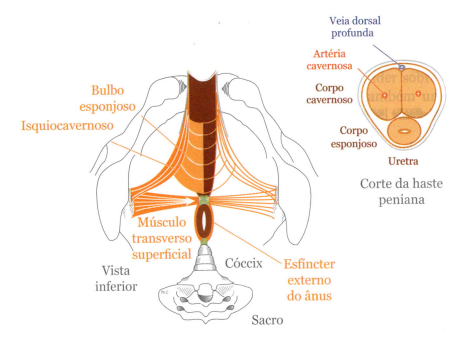

a. O plano superficial do períneo masculino

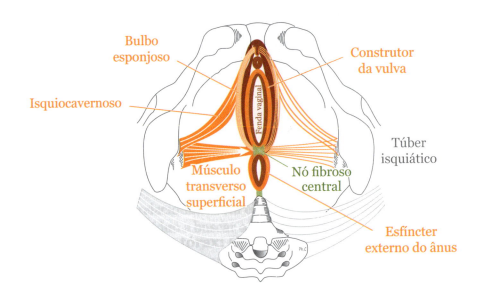

b. O plano superficial do períneo feminino

O plano superficial do períneo

junção com os corpos cavernosos. Eles se unem sobre o septo mediano abaixo do bulbo.

Por sua contração, esses dois músculos *comprimem os órgãos eréteis e expulsam o sangue para os corpos cavernosos da parte anterior do pênis realizando a ereção*.

Em seguida, esses dois músculos dificultam o retorno venoso e contribuem para prolongar a ereção.

Tive oportunidade de tratar diversos pacientes que sofriam de um problema de ereção em decorrência de uma distorção pélvica de instalação progressiva ou, por vezes, traumática.

Como os homens têm dificuldade de falar sobre tais problemas, só me informavam após remissão dos sintomas, mesmo que meu trabalho terapêutico não tivesse sido orientado diretamente para esse fim. Isso confirma a *necessidade do trabalho de reestruturação da bacia no tratamento de problemas do soalho pélvico*.

O pênis comporta dois corpos eréteis: *os corpos cavernosos*, situados na face superior e que servem para a ereção, e o *corpo esponjoso*, situado na face inferior, que contém a uretra.

O pênis está fixado atrás do diafragma pélvico e dos ramos isquiopubianos.

O triângulo posterior do plano superficial do períneo masculino é ocupado pelo músculo esfíncter externo do ânus (figura 37-a): as fibras que o constituem formam dois arcos que se reúnem na altura do ligamento anococcígeo atrás, e do nó fibroso central na frente.

Elas aderem à pele e entram em contato com o músculo puborretal do plano profundo.

Nas mulheres, encontramos os mesmos músculos que nos homens, além de mais um. Entretanto, a diferença está mais ligada à presença da fenda vaginal que cinde o bulbo em duas partes situadas lateralmente (figura 37-b).

Esses dois "hemibulbos" se juntam na frente para formar o clitóris que, assim como acontece com o pênis, apresenta um corpo e uma glande, embora com volume muito inferior. O clitóris prende-se ao púbis por meio de ligamentos.

O transverso superficial do períneo tem as mesmas inserções e a mesma ação que aquela descrita na figura 30 para o profundo.

O isquiocavernoso tem as mesmas características que no homem.

Os dois bulbos esponjosos são separados pela fenda vaginal, mas inserem-se tanto sobre o bulbo como sobre os corpos cavernosos do clitóris.

O músculo construtor da vulva só existe na mulher. Está situado dentro do bulbo, sobre a parede lateral da vagina, e fixa-se atrás, sobre o nó fibroso central do períneo. Numerosos autores mencionam sua implicação em certas formas de *vaginismo inferior*.

O esfíncter externo do ânus ocupa o triângulo posterior, como acontece no homem.

As cadeias anteromedianas no tronco

Por ser cadeia do eixo vertical, AM tem ação preponderante no tronco. Seu feudo, aliás, está situado no tórax, onde sua ação é particularmente importante para a instalação das curvas vertebrais fisiológicas.

Figura 38

A cadeia anteromediana se prolonga, na região do abdome, pelos músculos piramidal do abdome e reto anterior do abdome.

O piramidal do abdome é um músculo triangular e plano, contido na mesma bainha do reto anterior do abdome.

Certos autores o mencionam como inconstante e sua ação não é realmente definida para além do *tensionamento da linha alba*, o que Testut diz, aliás, não ver utilidade.

Essa tração longitudinal sobre a linha alba nos parece, ao contrário, perfeitamente útil à nossa AM, cuja finalidade é manter a verticalidade do esterno. Este músculo poderia, então, opor-se ao "bocejo" superior da sínfise púbica subsequente à tensão do períneo e transmitir a tensão para os músculos retos anteriores do abdome, cuja ação definiremos a seguir.

O fato de que sejam dolorosos em certas pubalgias associadas a um "bocejo" superior da sínfise parece reforçar esta proposição.

O reto anterior do abdome insere-se embaixo, no *bordo superior e na face anterior do púbis*, e também na *face anterior da sínfise*.

De suas fibras mais externas se destaca uma expansão triangular, ainda hoje chamada ligamento inguinal, que junta-se à linha pectínea.

Suas fibras mais internas entrecruzam-se com as do lado oposto na frente da sínfise, o que nos leva a pensar que eles participam juntamente com o precedente na contenção da sínfise púbica, devido ao entrecruzamento de suas fibras (Figura 38-b).

O reto anterior do abdome termina *no apêndice xifoide, na cartilagem condrocostal que liga as costelas da 7^a à 10^a ao esterno, sobre a 6^a e, sobretudo, a 5ª costela*, do lado de fora.

Sua inserção mais alta situa-se sobre o 5º arco costal lateralmente (figura 38, à esquerda), se bem que a observação desse músculo in situ dê a impressão de que ela se situa na altura do apêndice xifoide. Isso se deve ao fato de que o músculo peitoral maior, que se insere sobre o reto anterior do abdome, o recobre lateralmente (figura 38-a, à direita).

Figura 38

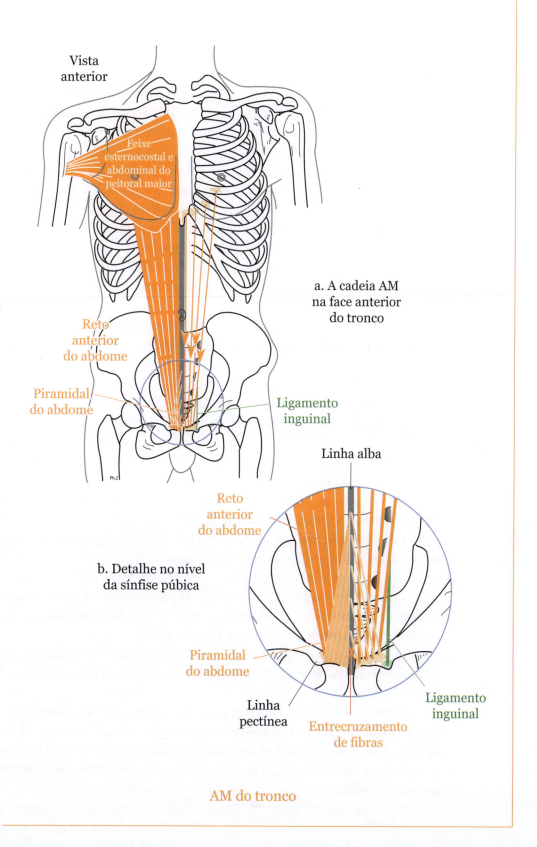

a. A cadeia AM na face anterior do tronco

b. Detalhe no nível da sínfise púbica

AM do tronco

Figura 39

Os feixes esternocostal superior, esternocostal inferior e o feixe abdominal do peitoral maior completam a ação dos retos anteriores do abdome sobre o esterno. O músculo subclávio os ajuda nessa função.

O feixe abdominal insere-se diretamente sobre a bainha do reto anterior do abdome do qual ele recebe a tensão e, por isso, toma ponto fixo embaixo, favorecendo o *enrolamento do ombro*.

O feixe esternocostal inferior fixa-se sobre as cartilagens condrocostais das 6ª, 5ª e 4ª costelas, assim como sobre a parte inferior e lateral *da face anterior do esterno* acima das do reto anterior do abdome.

Esses dois feixes se dirigem para fora e para cima, a fim de fixar-se sobre o *lábio medial do sulco intertubercular do úmero*.

A partir de um ponto fixo esternocostal ele traciona o úmero *para dentro e para baixo*, favorecendo também *o enrolamento do ombro*.

O feixe esternocostal superior nasce das *cartilagens condrocostais das 3ª, 2ª e 1ª costelas*, assim como *da face anterior e lateral da parte superior do esterno*.

Suas fibras chegam até o lábio medial do sulco intertubercular sob as do feixe inferior que elas cruzam na frente.

Elas também favorecem *o enrolamento do ombro*.

O feixe clavicular associa-se à cadeia anterolateral. Ele é o mais superficial e recobre, em parte, os outros feixes. Testut chama a atenção para a frequência com que aparece uma separação entre este feixe e os outros. Este feixe orientado diferentemente de dentro para fora e para baixo participa da torção da clavícula, de que já tratamos nos volumes dedicados às cadeias relacionais AL e PL.

O músculo subclávio se estende da primeira cartilagem costal e da parte vizinha da primeira costela do lado de dentro ao sulco longitudinal que leva seu nome na *face inferior da clavícula (figura 39-b)*.

Ele *abaixa a clavícula e aumenta o apoio esternoclavicular, reforçando a ancoragem do cíngulo do membro superior (cintura escapular) sobre o esterno*.

Quando trabalha em excesso, pode dar origem a uma **compressão entre a clavícula e a primeira costela**, além disso, o escaleno anterior, que é também de AM, pode instalar aí uma *subluxação da primeira costela para cima*. Temos então todos os elementos que favorecem o surgimento de uma flebite do membro superior.

Figura 39

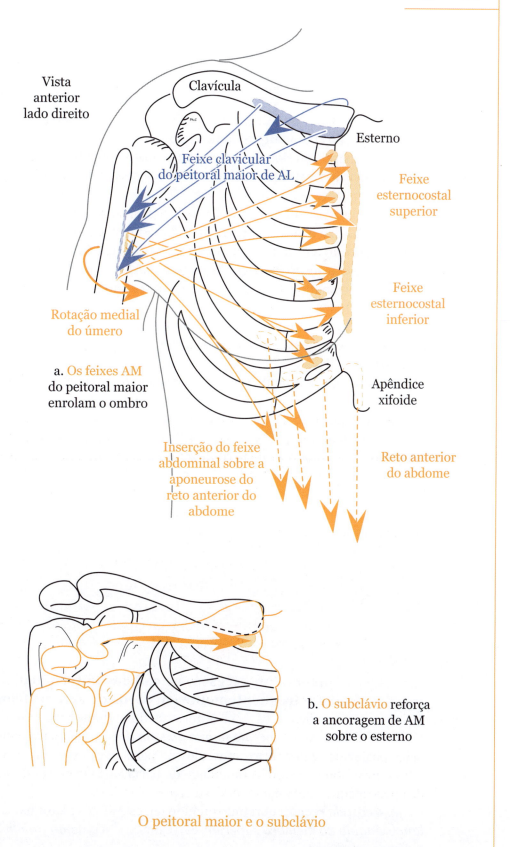

O peitoral maior e o subclávio

Figura 40

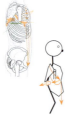

Podemos resumir as modalidades de ação útil de AM em seu feudo, o tórax. Seus principais agentes são os retos anteriores do abdome, certos feixes do peitoral maior e o subclávio.

Os retos anteriores do abdome, com o auxílio dos piramidais do abdome, que, como vimos na figura 38, tensionam a linha alba, amarram a parte inferior do esterno ao púbis e contribuem para manter esse osso em posição vertical. Amarram também a 5ª costela ao púbis (figura 40-a).

Os feixes AM do peitoral maior, assim como o subclávio, beneficiam-se do ponto fixo esternocostal proporcionado pelo reto anterior do abdome. Isto lhes permite enrolar o cíngulo do membro superior e reforçar o apoio anterior sobre o esterno, particularmente na altura do 5º arco costal, que já se encontra tracionado para trás por certas fibras do **serrátil anterior de PL** (figura 40-a).

A consequente *"depressão submamária"* constitui, desta forma, um verdadeiro *ponto de inflexão para o tórax, assim como para a coluna torácica* (figura 40-b).

Sabendo que este ponto se situa *na mesma linha horizontal que a 8ª vértebra torácica* atrás, compreendemos naturalmente de que maneira **AM favorece a ancoragem de T8 no ápice da cifose**.

Convém lembrar que essa marca útil de AM é indispensável para a boa fisiologia vertebral, uma vez que permite à raque organizar suas curvas em *dois arcos*: um arco superior acima de T8 e um arco inferior abaixo dela (figura 40-b). Essa ação de AM parece ser confirmada pela cuneiformização fisiológica do corpo da 8ª vértebra torácica, que lhe permite intercalar-se entre o segmento declive do arco inferior e o segmento proclive do arco superior.

Figura 41

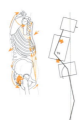

Uma cifose torácica excessiva acompanhada de afundamento esternal são as marcas de um excesso de atividade nas cadeias anteromedianas.

Quando em excesso, as cadeias anteromedianas trabalham frequentemente em corda de arco no tronco. Nessas condições, os retos anteriores do abdome puxam o *esterno para baixo, ao mesmo tempo que puxam o púbis para cima*, ajudados pelos piriformes e por certos músculos do períneo entre os quais os coccígeos, que contranutam o sacro. A totalidade da bacia está em *retrobáscula*. Tal quadro pode avançar até uma inversão de *curva lombar*.

A *5ª costela recua*, sobretudo quando feixes AM dos peitorais maiores *enrolam o cíngulo do membro superior*, carregando *o segmento proclive da coluna torácica em flexão*.

Figura 40

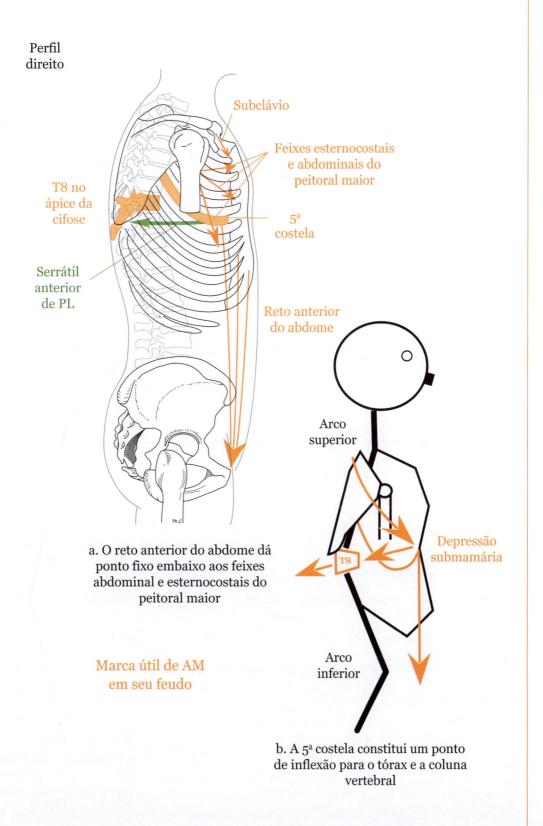

Perfil direito

Subclávio

Feixes esternocostais e abdominais do peitoral maior

T8 no ápice da cifose

5ª costela

Serrátil anterior de PL

Reto anterior do abdome

a. O reto anterior do abdome dá ponto fixo embaixo aos feixes abdominal e esternocostais do peitoral maior

Marca útil de AM em seu feudo

Arco superior

Depressão submamária

T8

Arco inferior

b. A 5ª costela constitui um ponto de inflexão para o tórax e a coluna vertebral

Cadeias anteromedianas 87

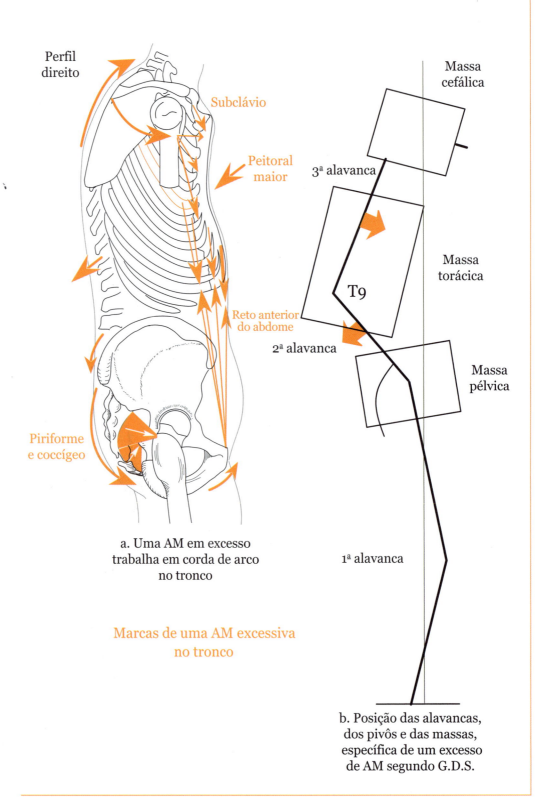

a. Uma AM em excesso trabalha em corda de arco no tronco

Marcas de uma AM excessiva no tronco

b. Posição das alavancas, dos pivôs e das massas, específica de um excesso de AM segundo G.D.S.

O esquema (b) ilustra os efeitos do excesso de AM sobre a posição das três massas (pélvica, torácica e cefálica) sobre a inclinação das alavancas e a posição dos pivôs.

A massa pélvica bascula para trás enquanto as massas torácica e cefálica basculam para a frente.

A primeira alavanca do membro inferior é quebrada por um flexo de joelhos. A segunda inclina-se muito para trás, e a terceira, para a frente.

O pivô interarcos não se situa mais em T8, *descendo frequentemente* para T9. Todos os pivôs (quadril, T9/T10, C0/C1), com exceção do pivô do joelho, situam-se *atrás da vertical de referência* (linha G.D.S. que sobe a partir do ponto mais recuado do peito do pé).

Figura 42

O excesso de atividade nas cadeias anteromedianas põe entraves ao funcionamento fisiológico do diafragma e tem repercussão sobre a fáscia visceral e o esôfago.

A atitude global do tronco que resulta do excesso de atividade nas cadeias anteromedianas contraria a fisiologia do diafragma. Ele se vê contrariado para elevar a parte anterior da caixa torácica na inspiração (a). É, então, *obrigado a tomar ponto fixo na inserção de seus pilares*, sobre o segmento declive do arco inferior da coluna vertebral afundada posteriormente, e *traciona o centro frênico para baixo e para trás*. A fáscia visceral, que contém todos os elementos do mediastino, inclusive o coração, liga o centro frênico à face posterior do esterno, assim como à coluna torácica, particularmente de C7 à T4. Levado pelo centro frênico, ele contribui para o recuo do esterno, que pode chegar à instalação de um afundamento esternal, deformação correntemente chamada de tórax em funil (*pectus excavatum*).

No excesso, a respiração torna-se paradoxal (a e b) já que *o diafragma traciona o esterno para trás a cada inspiração e diminui o diâmetro anteroposterior do tórax*. Reagindo a essa situação, **o serrátil anterior de PL**, habitualmente convocado na respiração de esforço, *abre lateralmente as últimas costelas* para ganhar volume *aumentando o diâmetro transversal do tórax*.

A deformação chamada em "*asas de Sigaud*" é frequente, ainda mais se a depressão submamária (resultante do recuo da quinta costela) já for acentuada.

A tensão é muito grande na região do plexo solar, assim como em toda a região supraumbilical em relação aos retos anteriores do abdome.

A distribuição da pressão na cavidade abdominal se modifica: *a região supraumbilical mostra-se afundada ao mesmo tempo que surge um "brioche" infraumbilical* (a).

O esôfago tem papel particularmente importante na cifose torácica. Ele liga a faringe, no alto, ao estômago, situado abaixo do centro frênico, embaixo. Por outro lado, ele está *fortemente preso à coluna de C7 a T4 pelas*

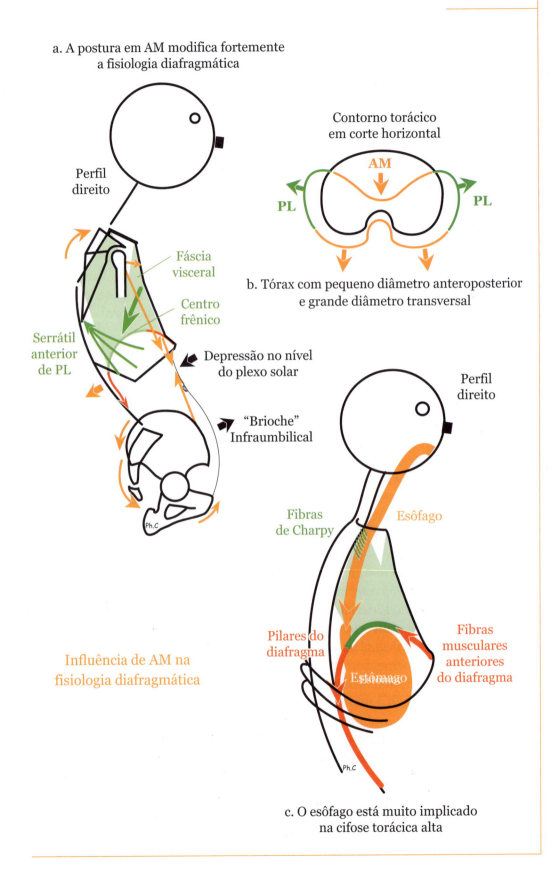

Figura 42

fibras de Charpy. É o único elemento muscular contido na fáscia visceral que liga a coluna ao centro frênico. Convém lembrar, enfim, que ele (o esôfago) apresenta dois tipos de fibras musculares: anulares e longitudinais.

Dessa tração para baixo, exercida pelas fibras musculares do diafragma sobre o centro frênico, resulta um empurrão sobre o estômago que vai tensionar as *fibras musculares longitudinais* do esôfago que, por sua vez, leva *a coluna torácica alta em flexão anterior. A faringe também é levada para baixo* e, então, são os músculos constritores da faringe que vão reagir.

Essa tensão do tubo digestivo é, provavelmente, responsável em parte por certos *"nós de angústia" na região do plexo solar e da faringe*, que são relatados quando há tensões excessivas nas cadeias musculares AM.

Figura 43

O empilhamento das peças vertebrais é modificado pela atitude global resultante da tensão nas cadeias anteromedianas.

No segmento proclive da coluna torácica, as tensões AM, particularmente as do esôfago, reforçam os efeitos da gravidade: a vértebra de cima está em flexão anterior relativamente à vértebra de baixo (figura 43-a).

A pressão sob o disco intervertebral é forte e favorece o surgimento de uma hérnia discal, frequentemente intraesponjosa.

Os processos articulares posteriores encontram-se decoaptados e desimbricados, os ligamentos interespinais e intertransversários são estirados. Seus ligamentos ativos: os músculos interespinais, intertransversários e multífidos apresentam-se espasmados em defesa, o que explica as dores deflagradas à palpação da região posterior da coluna.

Os músculos paravertebrais de PM também se encontram muito frequentemente reativos (particularmente os músculos espinais).

A AM aumenta os riscos de desabamento posterior do segmento declive do arco inferior da coluna (figura 43-b). Ele é mais frequente no nível de T12 e L1, podendo chegar por vezes a fenômenos artrósicos que poderiam levar a pensar em sequelas de fratura por compressão.

A vértebra de cima está aqui também em flexão anterior relativamente à de baixo, aumentando a pressão discal e o alongamento das estruturas ligamentares posteriores.

Não é raro constatar uma inversão de curva lombar em certos indivíduos desta tipologia.

A combinação com as cadeias anterolaterais, com a atividade dos músculos oblíquos internos particularmente, que aumentam a pressão intra-abdominal, reforça essa tendência.

O mesmo vale para a associação com as cadeias posterolaterais: elas aumentam a báscula posterior do tórax e, somada à tensão dos músculos oblíquos

Figura 43

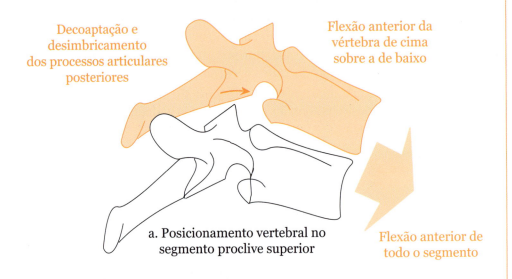

a. Posicionamento vertebral no segmento proclive superior

Decoaptação e desimbricamento dos processos articulares posteriores

Flexão anterior da vértebra de cima sobre a de baixo

Flexão anterior de todo o segmento

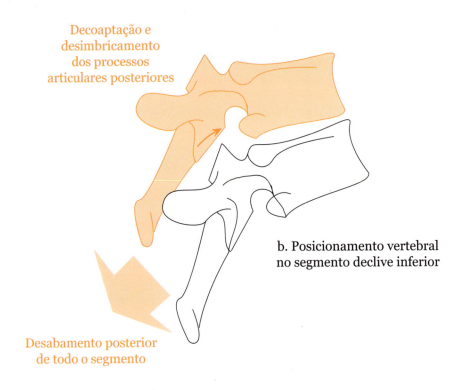

Decoaptação e desimbricamento dos processos articulares posteriores

b. Posicionamento vertebral no segmento declive inferior

Desabamento posterior de todo o segmento

Influência de AM sobre o posicionamento vertebral (segundo G.D.S.)

externos, favorecem o desabamento do segmento declive inferior o que, por sua vez, aumenta a pressão sobre os discos intervertebrais.

Nesses casos, encontramos *um terreno de predisposição à hérnia discal.*

Figura 44

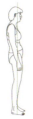

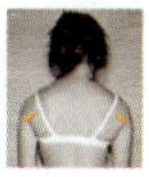

Esta figura ilustra uma tipologia chamada em "AM", de perfil, e um exemplo do posicionamento das escápulas, específico dessa tipologia.

Sobre a atitude global de perfil (figura 44-a), vamos observar:

– o ligeiro flexo do joelho;

– a posteriorização do tronco relativamente à linha de referência G.D.S.;

– a cifose longa e o pequeno relevo glúteo;

– a depressão no nível do plexo solar e o "brioche" infraumbilical.

Os ombros são fugidios para baixo e para frente (figura 44-b). Por ação dos feixes esternais e abdominais dos peitorais maiores, as escápulas estão coladas sobre o gradil costal, afastadas umas das outras, e basculadas em uma posição que chamamos de "campainha" medial com as cavidades glenoidais olhando para baixo.

Figura 44

Morfologia AM

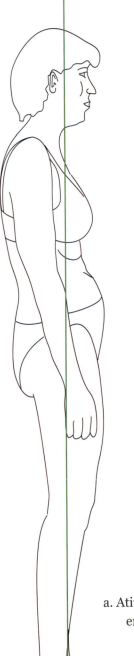

a. Atitude geral em AM

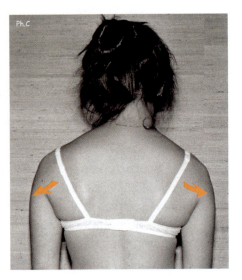

b. Escápulas fugidias para baixo e para a frente numa tipologia "em AM"

As cadeias anteromedianas no pescoço e no crânio

Entre os numerosos mecanismos implicados no equilíbrio corporal, as informações visuais e labirínticas ocupam um importante espaço. A manutenção da cabeça e, particularmente, dos dois olhos em uma mesma linha horizontal, assim como a boa orientação do olhar, são indispensáveis para o bom funcionamento desses mecanismos.

Não nos surpreende constatar que o crânio seja, com tanta frequência, objeto de recuperação do desequilíbrio. Esta reequilibração pode solicitar músculos de outras cadeias, além daquela que inicialmente induziu o desequilíbrio. Por esta razão, compreendemos que as tipologias puras são raras, pois o jogo de ação-reação favorece *as combinações entre cadeias*.

Entretanto, tal recuperação do equilíbrio na massa cefálica nem sempre é possível, já que uma cadeia pode tomar o poder nesta região e perturbar os mecanismos que acabo de mencionar.

O corpo buscará, então, restabelecer a posição dos olhos, solicitando os músculos oculomotores, capazes de modificar a posição do globo ocular em si.

Figura 45

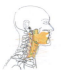

A cadeia anteromediana se prolonga no pescoço e na cabeça pelos feixes esternais do músculo esternocleidomastoideo, o escaleno anterior, os hioideos, os músculos da faringe, da laringe e da língua.

Os feixes esternais do esternocleidomastoideo se estendem do processo mastoide e da parte vizinha do occipital até o manúbrio esternal. Ele se liga frequentemente ao ângulo posterior da mandíbula pelo trato angular da fáscia cervical.

Como seu homólogo "cleidomastoideo" de AL, ele está muito ligado à **oculocefalogiria** e, portanto, é frequentemente recrutado para recuperar o equilíbrio na massa cefálica.

O escaleno anterior se estende dos tubérculos anteriores das cinco últimas vértebras cervicais à face superior da primeira costela. Ele faz parte, também, da cadeia anteroposterior, com os outros escalenos, que desempenham um papel importante na adaptabilidade da lordose cervical. Aliás, eles permitem o endireitamento da coluna cervical em um contexto muito AM.

Os músculos supra-hioideos *suspendem o osso hioide ao osso temporal e à mandíbula.*

Os músculos infra-hioideos *prendem o osso hioide ao esterno na frente e à escápula atrás.*

Figura 45

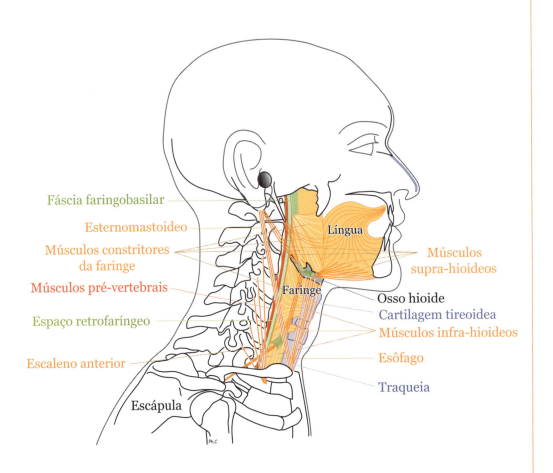

A cadeia anteromediana no pescoço e na cabeça

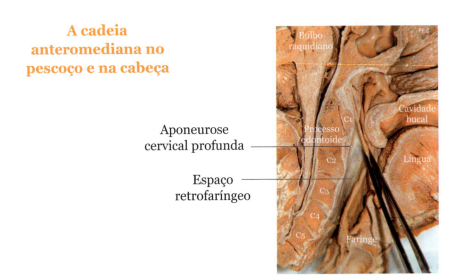

Corte sagital do pescoço

Os músculos da faringe, tensionados *do esôfago ao soalho do crânio, são os atores da deglutição.*

Este plano anterior, constituído pelos músculos de AM, se separa dos **músculos pré-vertebrais de PA**, contidos na aponeurose cervical por um **espaço** dito **retrofaríngeo**, ocupado por uma fáscia solta. Tal espaço facilita o deslizamento entre um plano e outro e permite a independência da faringe em relação à coluna cervical, o que torna possível a deglutição sem flexão da coluna cervical.

A língua se insere no osso hioide, no processo estiloide do temporal, na mandíbula, na faringe e no véu palatino. Sua posição depende da postura global.

Figura 46

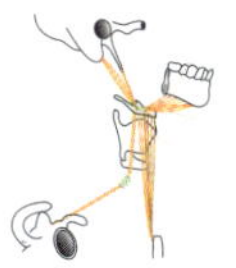

Os músculos hioideos prolongam a cadeia anteromediana no pescoço. Convém diferenciar os músculos suprahioideos dos infra-hioideos.

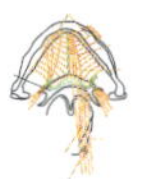

O osso hioide reforça, na frente, a faringe, que se constitui praticamente apenas de partes moles. Ele fornece inserções a um grande número de músculos implicados na deglutição e na fonação. Sua posição é determinante para a fisiologia das cordas vocais e da língua.

Ele é suspenso ao osso temporal e à mandíbula pelos músculos supra-hioideos, mas se prende também ao esterno na frente e à escápula atrás pelos músculos infra-hioideos.

Os músculos supra-hioideos são quatro:

– **O músculo digástrico**, como seu nome indica, apresenta dois ventres musculares que emolduram um *tendão intermédio*.
O ventre posterior deste músculo vai, posteriormente, até a *parte medial do processo mastoide, na incisura mastoidea.*
O ventre anterior atinge, na frente e em cima, *o bordo inferior da mandíbula, um pouco lateralmente à sínfise na fossa digástrica.*
O tendão intermédio penetra entre as fibras do tendão do músculo estilo-hioideo e envia fibras aponeuróticas à face anterior do corpo do osso hioide, que se entrecruzam com as de seu homólogo contralateral. Ele se prende fortemente, portanto, ao osso hioide.

– **O músculo estilo-hioideo** se fixa à *face anterior do osso hioide por um tendão que se desdobra para permitir a passagem do tendão intermédio do músculo digástrico*, naquilo que certos autores chamam de "botoeira do digástrico" (figura 46 a e b).
Ele se une, em cima e atrás, ao *ápice do processo estiloide do osso temporal*.

Figura 46

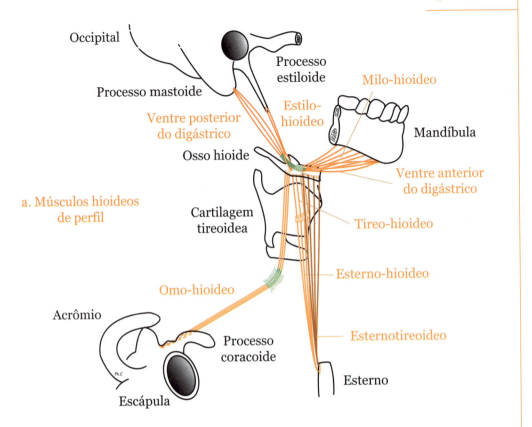

a. Músculos hioideos de perfil

Supra-hioideos:
– Estilo-hioideo
– Digástrico
– Gênio-hioideo
– Milo-hioideo

Infra-hioideos:
– Esternotireoideo
– Tireo-hioideo
– Esterno-hioideo
– Omo-hioideo

b. Músculos hioideos
Vista anterior
segundo Rouvière e Delmas

Os músculos hioideos
segundo Testut e Rouvière

– O músculo gênio-hioideo se estende da face anterior do corpo do osso hioide até a espinha mentual da mandíbula, situada na face interna da sínfise mandibular (figura 46-b, lado direito da imagem).

– O músculo milo-hioideo se situa abaixo do precedente e o recobre (figura 46-b, lado direito da imagem). Ele se desdobra em leque desde a *face anterior do osso hioide e da rafe localizada na linha mediana* até a *linha milo--hioidea, que percorre obliquamente a face interna das partes laterais da mandíbula*. Ele constitui o "soalho" da cavidade bucal.

Por sua vez, é recoberto pelo ventre anterior do músculo digástrico (figura 46-b, lado esquerdo da imagem).

Os músculos infra-hioideos são quatro:

– O músculo esternotireoideo une *a face posterior da extremidade superior do esterno* à *face anterior da cartilagem tireoidea*, em que se insere obliquamente. Ele recobre a traqueia e o corpo tireoide.

– O músculo tireo-hioideo prolonga o precedente para cima, desde a cartilagem tireoidea até a raiz do corno maior do osso hioide.

– O músculo esterno-hioideo recobre os dois precedentes.

Ele se insere embaixo, *na face posterior da extremidade superior do esterno*, sobre *a primeira cartilagem costal*, sobre *a extremidade medial da clavícula* e, finalmente, *sobre o ligamento esternoclavicular posterior*. Une-se em cima e ligeiramente para dentro, *ao bordo inferior do osso hioide*, à frente do músculo tireo-hioideo (figura 46 a e b).

– O músculo omo-hioideo se estende da escápula, embaixo e atrás, ao osso hioide em cima. Como o digástrico, apresenta dois ventres, um posterior e outro anterior, e um tendão intermédio que cruza o feixe neurovascular da região anterolateral do pescoço, ao qual ele adere, em um ângulo bastante obtuso. Nessa altura, ele cruza a veia jugular e a artéria carótida comum e, mais acima, repousa sobre o corpo tireoide.

O ventre posterior se insere embaixo sobre o *bordo superior da escápula, na incisura da escápula*, situada na base do processo coracoide.

O ventre anterior termina sobre *a parte lateral do corpo do osso hioide*, assim como *no corno maior desse osso* (figura 46-a).

Figura 47

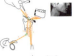

Observemos agora a ação desses músculos hioideos, tanto no que diz respeito à marca útil quanto às marcas desorganizantes.

No esquema fisiológico, os músculos supra-hioideos suspendem o osso hioide e a faringe ao soalho do crânio e à mandíbula, enquanto os infra-hioideos os prendem ao esterno e à escápula (figura 47-a).

Isso subentende a necessidade de um antagonismo complementar entre supra e infra-hioideos, uma vez que tais músculos estão implicados nos mecanismos da mastigação e da deglutição. Nessa região, mais ainda do que em outras, é difícil dissociar o aspecto dinâmico do estático.

Os músculos supra-hioideos deveriam, idealmente, tomar ponto fixo em cima, a fim de limitar o peso do sistema digestivo sobre o soalho do crânio e a mandíbula:

– O ventre anterior do músculo digástrico (1) participa da mastigação, abaixando a mandíbula a partir de um ponto fixo hioideo, mas ele pode também ascencionar o osso hioide a partir de um ponto fixo sobre a mandíbula.

Do ponto de vista da estática, consideraremos sua ação *de suspensor do osso hioide à mandíbula*.

– O músculo gênio-hioideo participa igualmente da mastigação, associando-se ao ventre anterior do digástrico para abaixar a mandíbula.

– O músculo milo-hioideo (2), que constitui o soalho da cavidade bucal, recebe a língua e permite *ascencioná-la e apoiá-la contra o palato*, papel importante a ser desempenhado no primeiro tempo da deglutição.

Do ponto de vista da estática, estes dois músculos vêm "dar uma mão" ao ventre anterior do digástrico, ajudando-o *a suspender o osso hioide à mandíbula*.

– O ventre posterior do músculo digástrico (3) leva o osso hioide para cima e para trás, a partir de um ponto fixo sobre a mastoide, mas ele pode ainda bascular a cabeça para trás, a partir de um ponto fixo inferior.

Vamos reter sua primeira ação de *suspensor do osso hioide ao crânio*, que consideraremos como uma marca importante a ser reprogramada em quase todos os casos.

– O músculo estilo-hioideo (4) reforça a ação do ventre posterior do digástrico, *levando o osso hioide, também, para cima e para trás*.

Figura 47

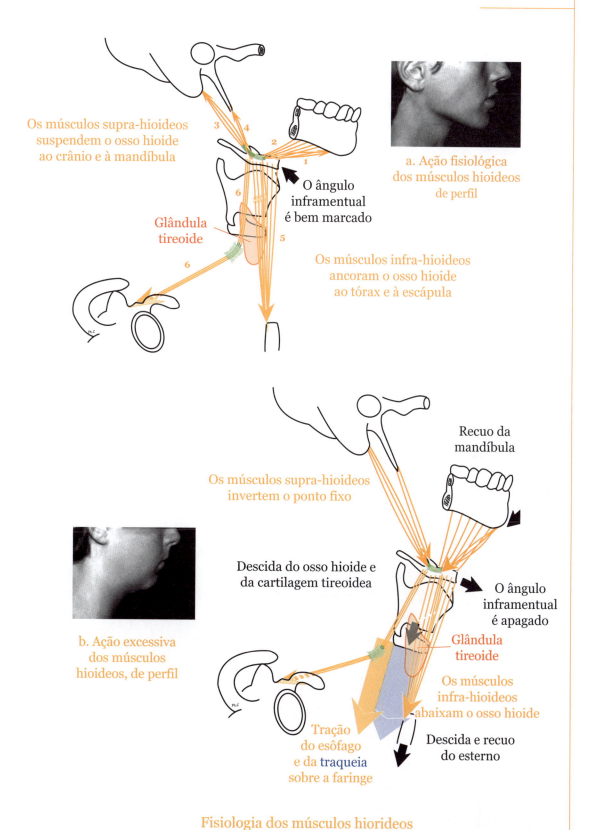

Fisiologia dos músculos hioideos

Cadeias anteromedianas

Os músculos infra-hioideos controlam os precedentes, prendendo o osso hioide ao esterno:

– Os músculos esterno-hioideos, esternotireoideos e tireo-hioideos (5) prendem a cartilagem tireoidea e o osso hioide ao esterno e à clavícula.

– Os músculos omo-hioideos (6) prendem o osso hioide à escápula e, por sua orientação mais lateral, asseguram a estabilidade lateral da faringe na deglutição.

A figura 47-b ilustra um excesso de tensão em AM. Notemos que esse excesso de tensão é, em muitos casos, o resultado da reatividade desse AM à dominância de uma outra cadeia, frequentemente a PM, antagonista direta de AM:

As fibras logitudinais do esôfago podem se retrair e levar a faringe para baixo.
Os músculos infra-hioideos associam-se a essa situação e tracionam o osso hioide *para baixo*, obrigando **os supra-hioideos** a mudar de ponto fixo.

É nas tipologias em PA-AP que o osso hioide se situa mais alto. Com a manutenção desse osso hioide em cima e atrás, o ângulo inframentual fica bem marcado (foto da figura 47-a).

Contrariamente, as tensões em AM favorecem a descida da faringe e do osso hioide, o que faz com que esse ângulo se apague progressivamente, até abrir espaço para a instalação de um "queixo duplo" (foto da figura 47-b).

Acreditamos que a tração exagerada dos músculos dessa região pode ter repercussões sobre a fisiologia da glândula tireoidea, que é recoberta pelos músculos hioideos.

Terminarei evocando a frequente assimetria de tensão nos músculos omo-hioideos. A faringe é, então, levada em translação para o lado do omo-hioideo retraído, translação que se acentua quando o osso hioide sobe, no primeiro tempo da deglutição.

Figura 48

AM, que se caracteriza por sua tendência a enrolar o tronco em cifose, por vezes prolonga sua ação até a cabeça, que ela flete anteriormente.

A descida da faringe e do osso hioide, induzida por uma AM excessiva, favorece a flexão anterior da cabeça e da coluna cervical. A consequente inversão de curva atinge o ápice em C4-C5 e constitui um terreno favorável para a hérnia discal por via posterior.

Figura 48

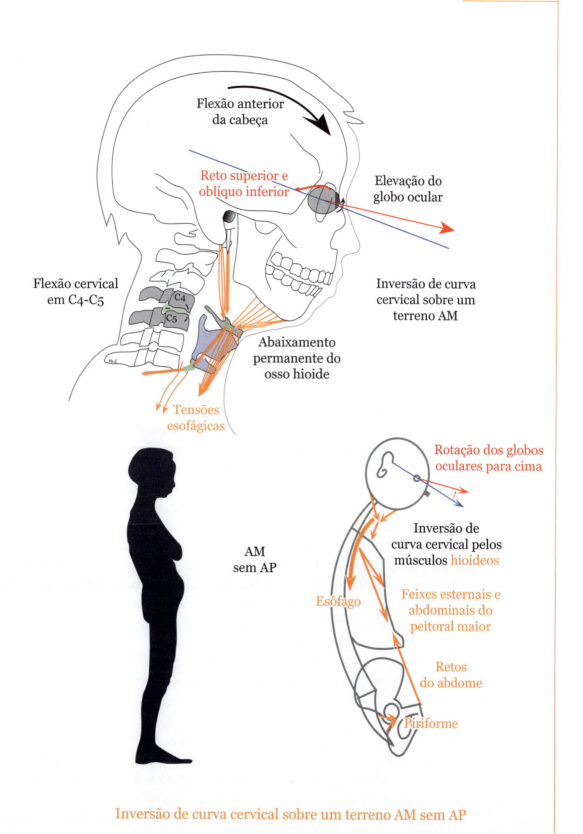

Cadeias anteromedianas 103

Estando comprometida a horizontalidade da massa cefálica, são os músculos oculomotores e, particularmente, os retos superiores menores da cabeça e os oblíquos inferiores da cabeça que permitirão recuperar a boa orientação do olhar (30° abaixo da horizontal), basculando posteriormente o globo ocular.

Embora a literatura ainda se cale sobre esse assunto, estou certo de que a atividade permanente desses músculos possa favorecer, a longo prazo, uma *deformação do globo ocular* e o aparecimento de distúrbios visuais.

Figura 49

A cifose torácica instalada por AM é frequentemente compensada, no crânio, pelos músculos esternocleidomastoideos e, na cervical, pelos escalenos anteriores.

Frequentemente, a coluna cervical e a cabeça vão se endireitar, para preservar a boa orientação do olhar em relação à horizontal.

A tensão passa, então, pelos feixes esternais dos músculos esternocleidomastoideos, que também pertencem à cadeia AM, e pelos escalenos anteriores.

Os primeiros restabelecem a horizontalidade da massa cefálica, enquanto que os segundos restabelecem a lordose cervical.

Nesse caso, AM está em excesso, porém, de forma menos virulenta do que no caso precedente. Os escalenos anteriores são mistos, uma vez que fazem parte também das cadeias anteroposteriores. Eles representam, aqui, a presença de uma AP, que "suaviza", de certa maneira, essa AM.

Entretanto, esse quadro não está isento de inconvenientes, já que tal combinação favorece o aparecimento de uma "bossa de bison", por dissociação entre a lordose cervical e a cifose torácica.

A observação minuciosa da charneira cervicotorácica revela que a quebra raramente se situa nesse nível, mas predominantemente **entre C6, que acompanha a coluna cervical para a frente, e C7, que permanece solidária à coluna torácica.** Certamente, isso se deve à tração do esôfago e da fáscia visceral sobre a coluna de C7 a T4, à qual eles se suspendem.

Notemos ainda que C6 é bem mais móvel do que C7, em particular anteriormente, o que é evidenciado pelo seguinte teste, **visando diferenciar C6 de C7 e T1:**

O indivíduo mantém-se sentado corretamente, em ligeiro endireitamento. Com uma das mãos, o examinador segura o processo espinhoso de C6 entre polegar e indicador, posicionando a outra mão sobre a testa do paciente, para induzir uma flexão anterior da coluna cervical.

Ele repete a operação segurando sucessivamente os processos espinhosos de C7 e T1.

Figura 49

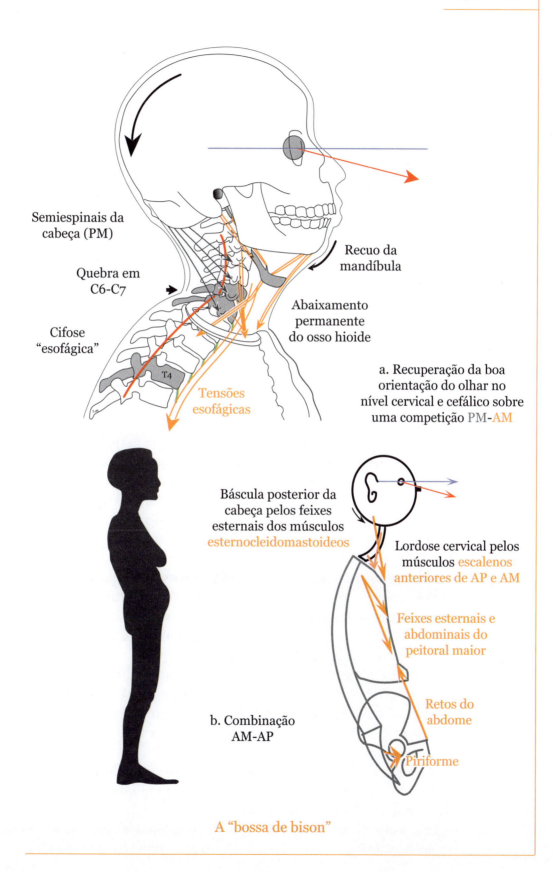

a. Recuperação da boa orientação do olhar no nível cervical e cefálico sobre uma competição PM-AM

b. Combinação AM-AP

A "bossa de bison"

Cadeias anteromedianas 105

Em geral, C6 desliza para frente. Ocorre o mesmo com C7, enquanto que T1 não se move.

Em um segundo tempo, o examinador procederá da mesma maneira, porém, em flexão posterior da coluna cervical.

C7 se desloca para trás, enquanto C6 *permanece posicionada à frente*. A primeira vértebra torácica continua imóvel, ou se move muito pouco, evidentemente de acordo com o grau de flexão.

Assim, a sexta vértebra cervical é particularmente solicitada em flexão anterior, o que parece explicar que a dobradiça cervicotorácica se situe, mais frequentemente, em C6/C7.

Esta verdadeira "antelistese" de C6 sobre C7 é agravada, nas atitudes resultantes de uma competição entre as cadeias posteromedianas e anteromedianas, pela tensão dos músculos semiespinais da cabeça, representados na figura 49, que "achatam" o pescoço.

Figura 50

A faringe é uma encruzilhada entre as vias aérea e digestiva. Ela prolonga AM para além do esôfago.

Sua face posterior se separa dos músculos pré-vertebrais, contidos na aponeurose pré-vertebral, pelo espaço retrofaríngeo. De fato, esse espaço é ocupado por uma fáscia frouxa, que permite uma grande liberdade da faringe na deglutição. Se a faringe fosse aderida à coluna cervical, seríamos obrigados a fletir a coluna cervical a cada deglutição. É o que se produz, aliás, em certas pessoas que apresentam tensões muito fortes nas cadeias anteromedianas.

Distinguem-se, na faringe, três partes: uma parte superior ou nasal, que chamamos de **rinofaringe**; uma parte média bucal, chamada **orofaringe**; e uma parte inferior ou laríngea, a **hipofaringe.**

Uma divisória musculomembranosa, o véu palatino, separa a parte nasal (rinofaringe) da parte bucal da faringe (orofaringe).

A hipofaringe se situa atrás e lateralmente em relação à laringe e corresponde à parte inferior da faringe, que fica entre a epiglote e o esôfago cervical.

É nessa altura que se localiza o **ponto crítico de cruzamento** entre a via utilizada pelos alimentos, da boca até o esôfago, e aquela utilizada pelo ar, do nariz até a laringe e a traqueia.

Na verdade, *o ar, após ter sido idealmente inalado pelo nariz, caminha posteriormente pela rinofaringe, mas deve em seguida passar para a frente, para alcançar a laringe e a traqueia.*

Inversamente, *os alimentos, depois de mastigados na cavidade bucal, descem pela orofaringe e devem passar para trás, para chegar ao esôfago.*

Figura 50

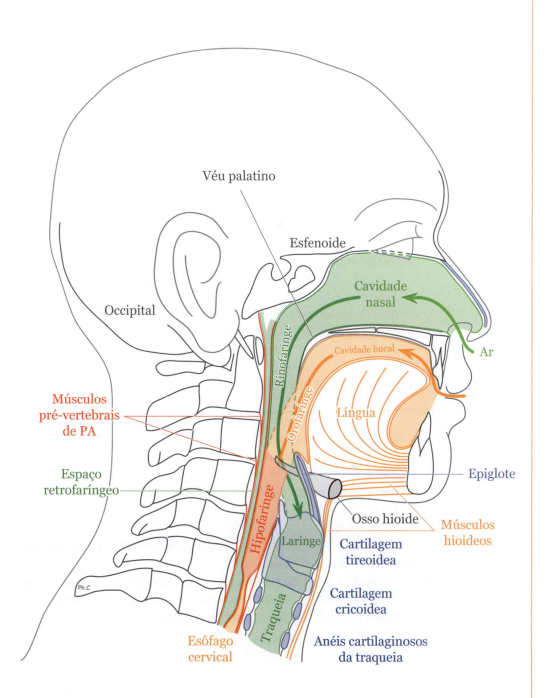

Detalhe das cavidades faríngeas

Cadeias anteromedianas 107

Isso pode criar problemas, ocasionando o que chamamos de **"estradas trocadas"** (engasgo), dado que, no momento da deglutição, os alimentos penetram na traqueia.

Notemos que a pressão na hipofaringe é igual à pressão atmosférica. Já no esôfago, ela é negativa. Por essa razão, suas paredes se colabam, impedindo o ar de se precipitar no seu interior.

Figura 51

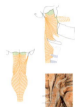

Vamos diferenciar dois tipos de músculos que concernem à faringe: os músculos constritores e os músculos levantadores.

A faringe é, literalmente, empacotada pelos músculos constritores, que se enrolam harmoniosamente ao seu redor. Uma visão posterior faz pensar naturalmente em um casulo.

O músculo constritor superior da faringe se insere em cima:

– Sobre a *parte inferior do bordo posterior e o hâmulo da lâmina medial do processo pterigoide*.
– Sobre *a rafe pterigomandibular*, que o separa do músculo bucinador.

Suas fibras se dirigem para trás e para baixo:

– *As mais superiores*, quase horizontais, *unem-se à fáscia faringobasilar*, que suspende a faringe ao occipital e encontra, sobre a linha mediana, o *tubérculo faríngeo*, situado na parte basilar do occipital.
– *As mais inferiores* se desdobram em leque e se *entrecruzam com suas homólogas contralaterais*, para formar a *rafe mediana posterior da faringe*.

O músculo constritor médio origina-se de dois ventres, do corno maior e do corno menor do osso hioide.

Ele se estende em leque para trás, apresentando fibras ascendentes, horizontais, e descendentes, que terminam na rafe mediana posterior da faringe.

Ele recobre parcialmente o constritor superior.

O músculo constritor inferior apresenta três feixes:

– **Um feixe tireoideo**, que se insere na *face lateral da cartilagem tireoidea*.
– **Um feixe cricotireoideo**, que se fixa na *arcada fibrosa*, que une o bordo inferior da cartilagem tireoidea ao bordo inferior da cartilagem cricoide.
– **Um feixe cricoideo**, originado do *bordo inferior da cartilagem cricoide*.

Figura 51

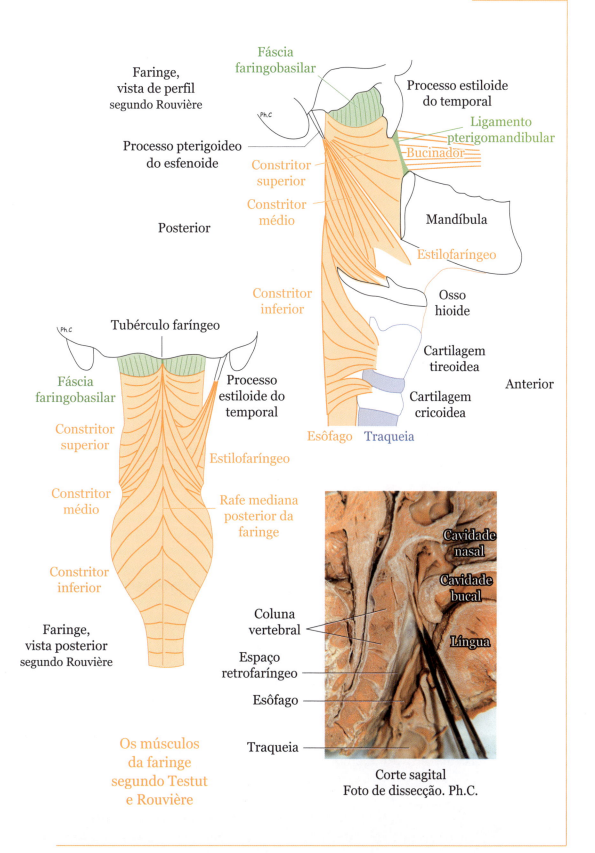

Cadeias anteromedianas 109

As fibras se estendem para trás e para dentro até a *rafe mediana* e recobrem, parcialmente, o constritor médio.

Todos esses músculos são recobertos pela aponeurose perifaríngea, que se une, em cima, à fáscia faringobasilar, para se fixar à base do crânio.

Eles estreitam os diâmetros da faringe e a encurtam, exercendo uma tração longitudinal sobre o esôfago, que lhe dá sequência. As fibras longitudinais do esôfago, tensionadas por esse encurtamento da faringe, ficam suscetíveis a reagir por um aumento de tônus, cujas repercussões vislumbramos na figura 42.

Os músculos levantadores são os músculos estilofaríngeo, palatofaríngeo e salpingofaríngeo.

O músculo estilofaríngeo se origina no *bordo medial do processo estiloide* do osso temporal.

Ele se dirige para baixo e para dentro e *abandona algumas fibras na tonsila palatina*, o que poderia explicar certas irritações crônicas da amígdala, que conseguimos aliviar manualmente.

Em seguida, ele passa entre os músculos constritores superior e médio, para terminar em diferentes feixes:

– **O feixe faríngeo** *se insere sobre a fáscia faringobasilar* da parte bucal da faringe.
– **O feixe epiglótico** *se fixa no bordo lateral da face anterior da epiglote.*
– **O feixe tireoideo** atinge o *corno superior da cartilagem tireoidea*.

Ele eleva a faringe e a laringe e as suspende ao processo estiloide do osso temporal.

O músculo palatofaríngeo faz parte dos músculos do véu palatino e será estudado com eles (figura 54).

Ele é também levantador da faringe e da laringe e **as suspende ao esfenoide por seu feixe pterigoideo**.

Ele faz parte do *véu palatino* e, evidentemente, o influencia, podendo contribuir para seu *abaixamento*.

O músculo salpingofaríngeo é um músculo inconstante que se insere na face *inferior do rochedo*, para terminar na *mucosa faríngea* por dentro do músculo constritor médio.

Ele eleva e **dilata** *a faringe.*

A faringe é, portanto, fortemente presa ao soalho do crânio, o que às vezes pode criar problemas, que serão evocados mais adiante.

Figura 52

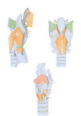

A laringe se situa na embocadura da traqueia. Ela se compõe de um conjunto de peças cartilaginosas móveis entre si e unidas por ligamentos e músculos.

A laringe assegura a junção entre a faringe e a traqueia, para o conduto aerífico. Ela constitui, igualmente, o órgão essencial da fonação, de que falaremos a seguir.

A epiglote e as cordas vocais obturam sua luz, um pouco como os esfíncteres, para estabelecer uma comparação entre um "diafragma pélvico" e um "diafragma faringolaríngeo".

A fim de evitar os fenômenos do tipo "engasgo", que já comentamos, a natureza previu bem as coisas, instalando uma válvula: **a epiglote**. Normalmente, *ela obtura temporariamente a laringe durante a passagem dos alimentos* (figura 52-c).

Ela se situa atrás da cartilagem tireoidea e do osso hioide, como mostram os esquemas a e b da figura 52.

A figura c ilustra os dois casos: epiglote aberta em azul e fechada em vermelho.

Os músculos aritenoideo transverso e oblíquo, que certos autores denominaram "músculos abaixadores da epiglote", parecem estar na melhor situação para abaixar esta válvula (figura 52-c).

Eles se associam com todos os outros músculos dessa região para *fechar o orifício superior da laringe* (figura 52-b).

A tensão permanente nesses músculos está, certamente, na origem das sensações de "nó na garganta", descritas por pacientes que apresentam excesso de tensão nas cadeias anteromedianas.

Entrevemos, então, a utilidade de mobilizar essa região a fim de atenuar tais tensões.

O músculo tireoaritenoideo se insere na face posterior da cartilagem tireoidea e subdivide-se em três feixes que se reúnem à cartilagem cricoide.

Esses músculos são, globalmente, *constritores da laringe*, independentemente de sua ação sobre as pregas vocais, que desenvolveremos na figura a seguir.

Figura 53

A laringe é o órgão essencial da fonação, graças às pregas vocais que, ao vibrarem sob ação do ar inspirado, permitem a emissão de sons.

Citaremos Testut que diz: "*Como órgão da fonação, a laringe ocupa um lugar entre os órgãos mais importantes da vida relacional*".

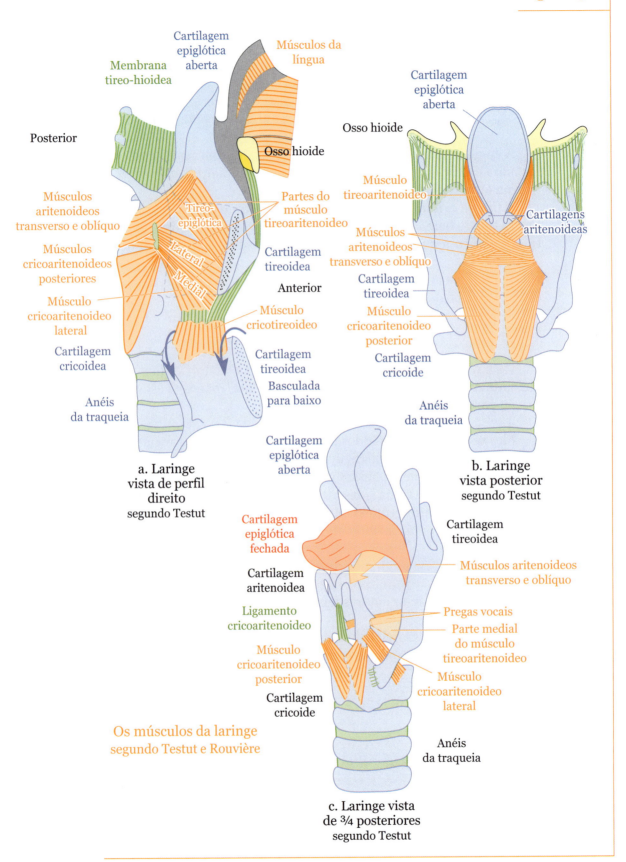

Figura 52

a. Laringe vista de perfil direito segundo Testut

b. Laringe vista posterior segundo Testut

c. Laringe vista de ¾ posteriores segundo Testut

Os músculos da laringe segundo Testut e Rouvière

Figura 53

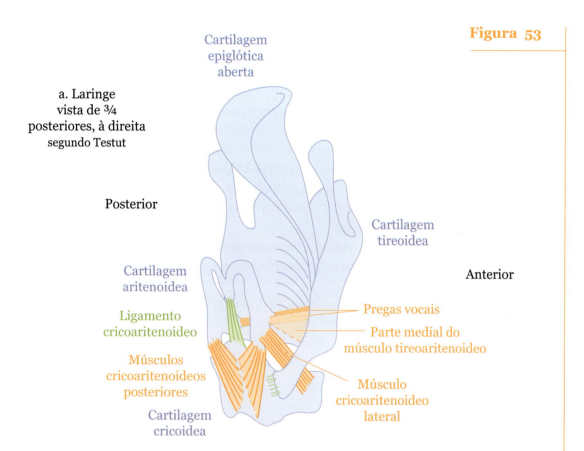

a. Laringe vista de ¾ posteriores, à direita segundo Testut

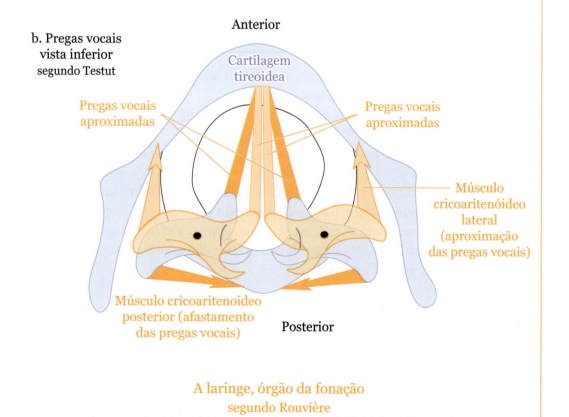

b. Pregas vocais vista inferior segundo Testut

A laringe, órgão da fonação
segundo Rouvière

As pregas vocais *se estendem do ângulo da face posterior da cartilagem tireoidea até o processo vocal da cartilagem aritenoidea.*

O feixe mais medial do músculo tireoaritenoideo acompanha a prega vocal em seu trajeto até o processo vocal da cartilagem aritenoidea, o que lhe vale a denominação de feixe próprio da prega vocal. Testut cita Béclard, que faz a seguinte afirmação: "*os músculos tireoaritenoideos são, por seu feixe medial, tensores das pregas vocais, mas tensores de um tipo muito particular: eles exercem, por sua ação tensionadora, uma espécie de inflagem da porção vocal do músculo, o que distingue essencialmente a palheta[4] viva de todas as palhetas possíveis, mesmos palhetas membranosas elásticas que, para se tensionarem, tornam-se mais delgadas*".

Isso significa que nenhum instrumento de sopro é capaz de produzir a variedade de sons emitidos pelo aparelho fonador humano.

Os músculos cricoaritenoideos (figura 52-a e 53) acionam as cartilagens aritenoideas:

– Os cricoaritenoideos laterais, ao bascular as cartilagens aritenoideas, aproximam as pregas vocais.

– Os cricoaritenoideos posteriores afastam-nas e são, globalmente, *dilatadores da glote*. Considera-se que tais músculos favoreçam uma voz forte de cantor lírico.

O fato de ser possível variar o grau de abertura das pregas vocais permite *modular os diferentes sons*.

O músculo cricotireoideo se estende da cartilagem cricoide à cartilagem tireoidea, na face anterior da laringe.

Por sua contração, *ele faz bascular a cartilagem tireoidea sobre a cricoide, e também tensiona as pregas vocais*.

Considera-se que ele também favoreça uma voz forte de cantor lírico.

A medicina tradicional chinesa acentua, particularmente, **a importância do canto na estimulação da sede da energia do baço**, que tem uma correspondência com as cadeias anteromedianas. Entrevemos a que ponto a liberação da voz é importante em nossa prática globalista, principalmente quando se trata de "nutrir" uma AM.

---

4. Parte integrante dos instrumentos de sopro, a palheta é uma lâmina que vibra com a passagem do ar, para produzir som. (N.T.)

Figura 54

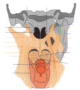

O véu palatino se situa entre a via utilizada pelo ar proveniente da cavidade nasal em direção à rinofaringe e a via de passagem dos alimentos da cavidade bucal para a orofaringe.

Ele se constitui de uma lâmina fibrosa e de músculos recobertos por uma mucosa, dando continuidade, atrás, à abóboda palatina. Liga-se à faringe por músculos.

O tensor do véu palatino nasce do soalho do crânio *sobre o esfenoide*, por fora da tuba auditiva, assim como sobre a asa maior desse osso.

Suas fibras se dirigem para o gancho do processo pterigoideo, onde se reflete em ângulo reto, para terminar estendendo-se *sobre a aponeurose palatina*.
Ele tensiona a aponeurose palatina.

O músculo levantador do véu palatino origina-se da face inferior da *parte petrosa do osso temporal*, à frente da fossa escafoidea do osso esfenoide, na raiz dos processos pterigoideos e dentro do sulco da tuba auditiva, da *cartilagem da tuba auditiva* ou cartilagem tubária.
Essas fibras se estendem, igualmente, em leque, no véu palatino, acima da aponeurose palatina.
Ele eleva o véu palatino.

Esses dois músculos dilatam a tuba auditiva, que liga a caixa do tímpano à rinofaringe. Isso permite que o ar penetre, a cada deglutição, na caixa do tímpano, de modo a equilibrar a pressão dos dois lados do tímpano.

O palatofaríngeo se insere proximalmente por três cabeças distintas:

– **O feixe principal ou palatino** se origina *da face superior da aponeurose palatina*.
  Suas fibras se entrecruzam com as de seu homólogo contralateral, contribuindo para a formação da rafe mediana.
– **O feixe pterigoideo** se insere sobre o bordo inferior do hâmulo pterigoideo (processo pterigoideo medial do osso esfenoide).
– **O feixe tubário** se insere sobre a extremidade interna do bordo inferior da cartilagem da tuba auditiva ou cartilagem tubária.

Os três feixes se reúnem e se comprometem no pilar posterior do véu palatino, medialmente aos músculos constritores da faringe.
Ele abandona fibras sobre *os bordos superior e posterior da cartilagem tireoidea*, assim como sobre *a mucosa faríngea*. Outras fibras *se entrecruzam com as contralaterais sobre a parede posterior da faringe.*

Figura 54

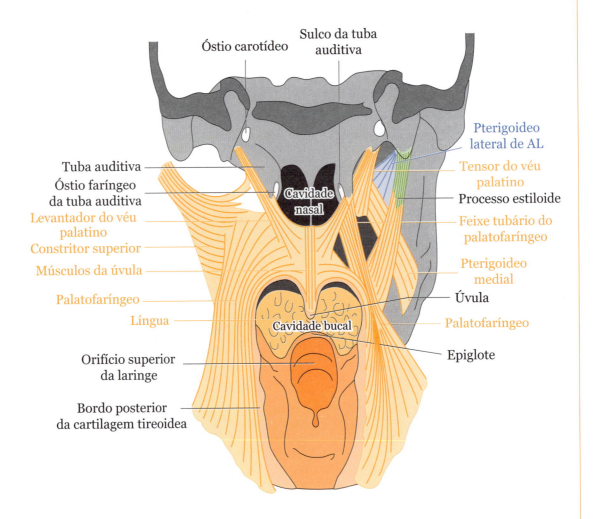

Músculos do véu palatino
vista posterior
segundo Rouvière

Ele abaixa o véu palatino e eleva, ao mesmo tempo, a faringe e a laringe; eis a razão pela qual o citamos entre os elevadores da faringe na figura 51.

Os músculos da úvula, situados de um lado e outro da linha mediana, desde a aponeurose palatina até os tecidos submucosos da úvula.
Eles retraem a úvula.

O palatoglosso une a face inferior da aponeurose palatina à língua (figura 54).
Ele abaixa o véu e eleva a língua.

Figuras 55 e 56

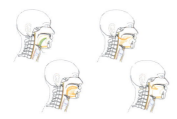

A língua está incluída na cadeia anteromediana, tanto mecanicamente como simbolicamente, dado que faz parte do aparelho digestório, portanto, daquilo que diz respeito à função de nutrição.

A língua intervém na mastigação, na deglutição e na fonação.
Ela contém os órgãos do paladar.
Além disso, apresenta uma estrutura esquelética osteofibrosa (figura 55-a), constituída por:

- O osso hioide, posteriormente.
- A membrana hioglossa, que adere à parte anterior do bordo superior do osso hioide, para retornar à língua, em sua espessura.
- O septo lingual, que se origina da membrana supracitada e se prolonga entre os músculos da língua, até sua ponta.

A língua é dotada de uma grande mobilidade graças a uma multiplicidade de músculos:

Os genioglossos (figura 55-b) situam-se de um lado e do outro do septo lingual e acima dos gênio-hioideos.
Eles se inserem, anteriormente, sobre *a espinha mental, na face interna da mandíbula.*
Em seguida, desdobram-se em leque por fora do septo lingual e em direção a toda a superfície dorsal da língua, bem como sobre o osso hioide, posteriormente.

Suas fibras inferiores empurram a língua e o osso hioide para cima e para frente.
As fibras médias levam a *língua para a frente*, enquanto que as fibras anteriores trazem *sua ponta para baixo e para trás.*

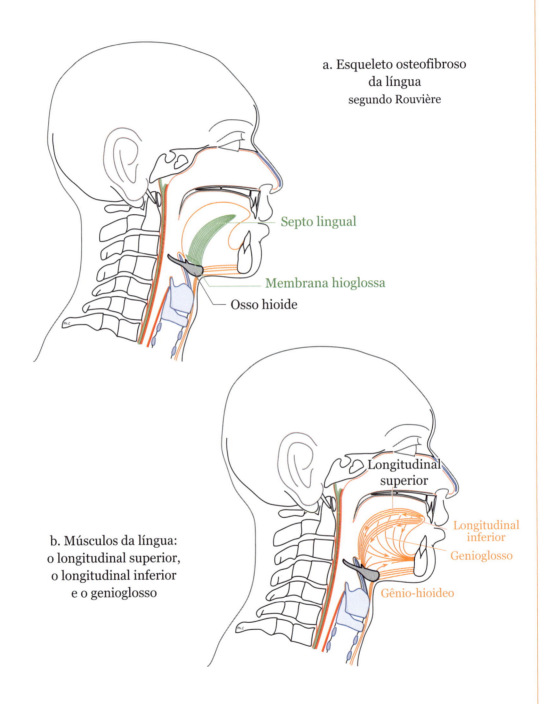

Os músculos da língua (1)

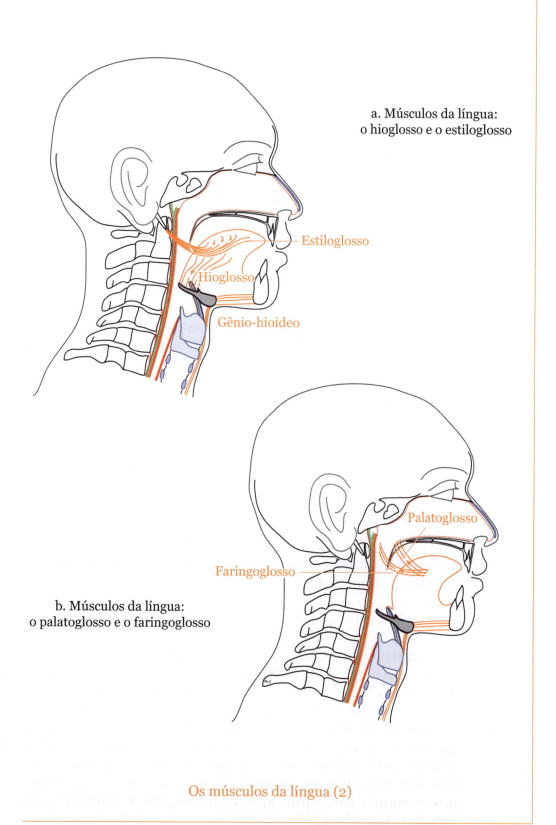

Figura 56

a. Músculos da língua: o hioglosso e o estiloglosso

Estiloglosso
Hioglosso
Gênio-hioideo

b. Músculos da língua: o palatoglosso e o faringoglosso

Palatoglosso
Faringoglosso

Os músculos da língua (2)

Cadeias anteromedianas

O longitudinal superior (figura 55-b) é ímpar. Origina-se dos cornos menores do *osso hioide* e da *epiglote* e *forra toda a superfície dorsal da língua*, sob a mucosa em que suas fibras se perdem.
Ele abaixa e encurta a língua.

O longitudinal inferior (figura 55-b) é par e situa-se lateralmente ao genioglosso.
Suas fibras se estendem do osso hioide à mucosa da ponta da língua.
Ele abaixa e retrai a língua.

O hioglosso (figura 56-a) também é par e situa-se lateralmente ao genioglosso e ao longitudinal inferior.
Insere-se distalmente sobre o corpo do *osso hioide*, próximo ao corno menor, assim como sobre a totalidade do corno maior.
Suas fibras se dirigem para cima, antes de se repartirem em leque na espessura da língua, para chegar ao *septum*.
Ele abaixa e retrai a língua.

Os estiloglossos (figura 56-a) são os mais laterais, juntamente com os que se seguem.
Cada músculo se insere, proximal e posteriormente, sobre *o processo estiloide* do osso temporal e *o ligamento estilomandibular*.
Por vezes, liga-se ao ângulo da mandíbula.
Suas fibras superiores se abrem em leque em direção *à face dorsal da língua, quase até a ponta*.
Suas fibras inferiores atingem *o septo lingual*, cruzando as do hioglosso e do longitudinal inferior.

Os palatoglossos (figura 56-b) se estendem lateralmente do *véu palatino à língua*, onde suas fibras se confundem com certas fibras do estiloglosso.
Eles elevam a língua e levam-na para trás.

Os faringoglossos (figura 56-b) são feixes dos músculos constritores superiores da faringe, que se prolongam em direção *ao bordo lateral da língua*. Suas fibras se confundem com as do estiloglosso, longitudinal inferior e genioglosso.
Eles levam a língua para cima e para trás.

Para terminar, notemos que a língua, cuja riqueza muscular pudemos constatar, possui um tônus de repouso que deveria garantir-lhe uma **posição ideal de repouso**. Tal posição é descrita por diferentes autores, dentre os quais M. Fournier, especialista em reeducação da língua. **Ela deveria estender-se, harmoniosamente, entre os dentes inferiores, sem transbordar, e apresentar uma grande curva posterior convexa em cima e atrás, porém deixando espaço suficiente para permitir a passagem do ar. Enfim, sua extremidade deveria se recurvar ligeiramente para cima, posicionando sua ponta aproximadamente à altura das raízes dos incisivos superiores.**

Os indivíduos que apresentam o que chamamos de uma "boa" AM, o que quer dizer corretamente nutrida, terão, em princípio, uma língua tônica, bem posicionada e perfeitamente móvel.

Uma língua muito espalhada, ou mesmo que transborde a cavidade bucal, poderia eventualmente revelar, ao contrário, uma *carência de AM*.

Uma língua pode também empurrar excessivamente os dentes inferiores, ou pior, os dentes superiores, favorecendo seu avanço.

Uma língua retraída é, frequentemente, resultado de um mecanismo de *ação-reação entre PM e AM*. Ela é levada para baixo e para trás por uma AM que resiste à propulsão da cabeça para cima e para a frente, por PM. Ela parece muito curta e é pouco móvel.

Figura 57

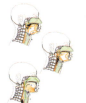

A deglutição permite dirigir os alimentos, previamente mastigados, da boca à faringe e da faringe ao esôfago.

Em princípio, os alimentos deveriam ser mastigados por tempo suficiente, com a finalidade, é claro, de serem triturados e impregnados de sucos gástricos, até formar o que chamamos de "bolo alimentar". No paralelo com a medicina tradicional chinesa que estabelecemos no último capítulo, veremos que a sede da energia do baço e do estômago está em correspondência com as cadeias anteromedianas.

As medicinas orientais conferem grande importância à mastigação, à qual atribuem a faculdade de "nutrir o baço".

Em nossa sociedade, em que predomina a corrida contra o relógio, esta etapa é frequentemente reduzida à sua mais simples expressão, por vezes literalmente escamoteada.

Isto resultará, é evidente, num excesso de trabalho para o estômago.

Em seguida, o bolo alimentar será encaminhado ao esôfago, em diversos tempos:

- **O tempo bucal:** os alimentos são empurrados pela língua da cavidade oral para a orofaringe.
  Os músculos **genioglossos**, auxiliados pelos **gênio-hioideos**, fazem a língua subir contra o palato duro (1), enquanto que os **longitudinais superiores** e **estiloglossos** amortecem seu recuo (2).
  O músculo **elevador do véu palatino** faz subir o véu do palato (3).
  O bolo alimentar entra na orofaringe (4).

- **O tempo faringolaríngeo:** para chegar ao esôfago, posteriormente, os alimentos devem cruzar a via aérea, no interior da faringe.
  O bolo alimentar ultrapassa o istmo faringonasal (1), antes de ser propulsionado para baixo pela língua, que continua a recuar sob a ação dos músculos **longitudinais superiores, estiloglossos e genioglossos** (1').

Figura 57

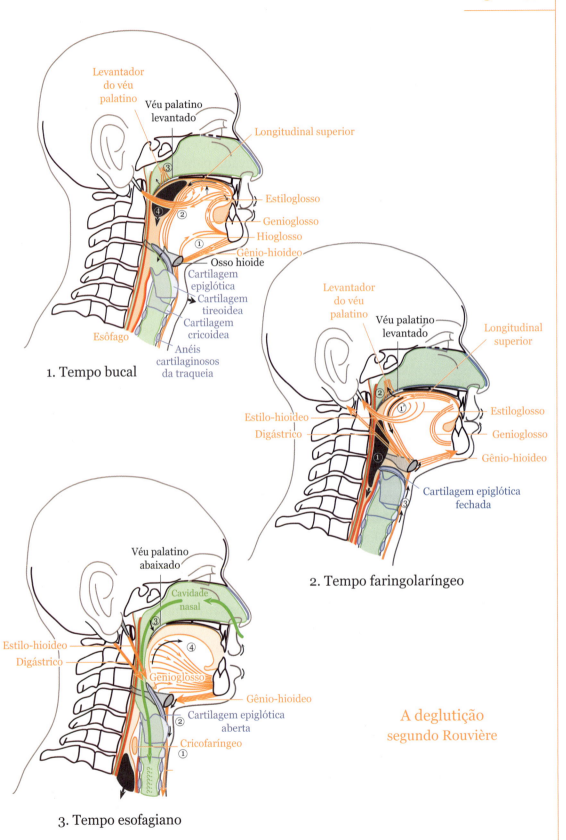

A deglutição segundo Rouvière

A via aérea se fecha, enquanto se abre a via digestória: o véu palatino obstrui, então, a nasofaringe, aplicando-se sobre a parede posterior da faringe (2). Os músculos **palatofaríngeos** fecham os pilares laterais do véu palatino contra a úvula, que enrijecem os músculos da **úvula**.

A cartilagem epiglótica é rebatida devido, sobretudo, à subida do osso hioide (é neste momento que sobe o pomo de Adão) (3).
São os músculos **supra-hioideos – digástrico, estilo-hioideos, gênio-hioideos e milo-hioideos –** que se encarregam dessa tarefa, tomando ponto fixo posteriormente sobre o processo mastoide e o processo estiloide do temporal e anteriormente sobre a mandíbula. É necessário, portanto, fixar esta última, fechando a boca.
Os músculos aritenoideo transverso e oblíquo (figura 51) confirmam o fechamento da epiglote, evitando, assim, os fenômenos de engasgo.
Parece evidente que o fato de, simplesmente, falar comendo pode perturbar esta mecânica precisa e favorecer tal fenômeno.

– **O tempo esofágico:** os alimentos penetram no esôfago, que fica normalmente fechado para que o ar não penetre. As fibras inferiores dos músculos **cricofaríngeos** *desempenham o papel de esfíncteres* neste nível (1). Eles se relaxam durante a passagem do bolo alimentar.
O estiramento para cima, sofrido pelas fibras musculares do esôfago, provoca sua contração reflexa, que se propagará até o estômago.
O osso hioide e a cartilagem tireoidea retornam para baixo (2) e a epiglote se reabre.
O véu palatino torna a se abaixar (3), enquanto a língua retoma seu lugar (4). Certas fibras do **genioglosso** se ocupam de trazê-la de volta para frente.

Vislumbramos a complexidade dessa região, tanto do ponto de vista anatômico quanto do fisiológico. A maioria das ações que acabamos de revisar deriva do automatismo reflexo (nervo vago e sistema nervoso simpático).

Retornaremos ao que nos preocupa na presente obra: as cadeias anteromedianas e sua ação sobre o equilíbrio corporal, seja na fisiologia ou no excesso.

É impossível restringir-se à estática numa zona tão móvel como a que acabamos de abordar, constantemente solicitada pelo movimento, minimamente para respirar. Ainda assim, a estática pode contrariar enormemente sua fisiologia.

O menor "espasmo" do esôfago, tão frequente nos problemas ligados a AM, exerce uma tração sobre a faringe, cujos músculos, por sua vez, reagirão entravando a respiração e a deglutição.

Os **"nós de tensão"** constatados nesta região são quase sempre sinal de um sofrimento de AM e **geradores de sensação de angústia**. Uma parte não negligenciável das **irritações faríngeas ou laríngeas** têm aí sua origem. Tivemos oportunidade de verificar, em pacientes com problemas de refluxo gastroesofágico, essa relação entre um espasmo do esôfago e "falsas anginas", podendo levar até à afonia. Um trabalho global sobre AM permite melhorar consideravelmente a situação.

Figura 58

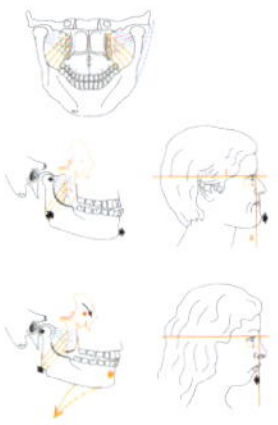

O equilíbrio entre as cadeias anteromedianas e as cadeias posteroanteriores na região da cabeça e pescoço é precário e entrava a fisiologia da articulação temporomandibular.

Para materializar esse equilíbrio entre AM e PA, utilizamos a imagem de um dirigível: é muito fácil imaginar o crânio como um balão prestes a subir aos ares e a faringe como a cesta.

A imagem é bastante eloquente para nós, que consideramos o crânio como sendo a residência de PA, que busca sempre *tender para o alto, elevar-se espiritualmente*.

AM é, ao contrário, sinônimo de *ancoragem*, de *enraizamento* de *apoio no chão*. Como os níveis cervical e cefálico não constituem nem sua residência nem seu feudo, ela deveria permanecer discreta e não entravar a ereção do pescoço pelos músculos pré-vertebrais de PA, cuja residência é o crânio, e o feudo é o pescoço.

A sucção, particularmente no bebê em aleitamento, contribui para instalar esse equilíbrio.

Em uma "sucção fisiológica", a língua assume a forma de uma goteira sob o seio, que ela pressiona ritmicamente contra o palato. Este reflexo de sucção demanda uma boa coordenação dos movimentos da língua e da mandíbula, e está ligado à deglutição ("L'allaiter d'aujourd'hui" n. 28, LLL França, 1996).[5]

A pressão sobre o palato permite fixar as estruturas palatinas, além de manter o esfenoide em uma posição de endireitamento (extensão) e garantir um ponto fixo em cima para a PA durante a deglutição, em que, pela ativação dos músculos AM da faringe, haveria o risco de flexão desse osso. De qualquer modo, nem todas as crianças têm a possibilidade de uma "boa sucção", seja porque o freio da língua é muito curto, ou a língua é retraída ou excessivamente enrolada para cima.

Em um esquema fisiológico, a mandíbula e a faringe se suspendem ao crânio sem exercer um peso exagerado sobre ele, o que torna **possível a deglutição sem nenhuma necessidade de flexão da coluna cervical**. Entretanto, tal equilíbrio entre PA e AM é precário, fazendo com que AM frequentemente assuma o poder sobre PA e entrave seu desejo de elevação.

Utilizamos um **teste** simples para verificar a qualidade desse equilíbrio. Basta que você cole a língua contra o palato e tente deglutir três vezes, sem relaxar o apoio.

No caso de uma AM excessiva, a tensão nos músculos da faringe será muito forte, impedindo-lhe de deglutir.

---

5. "O aleitamento hoje" (N.T.).

Figura 58

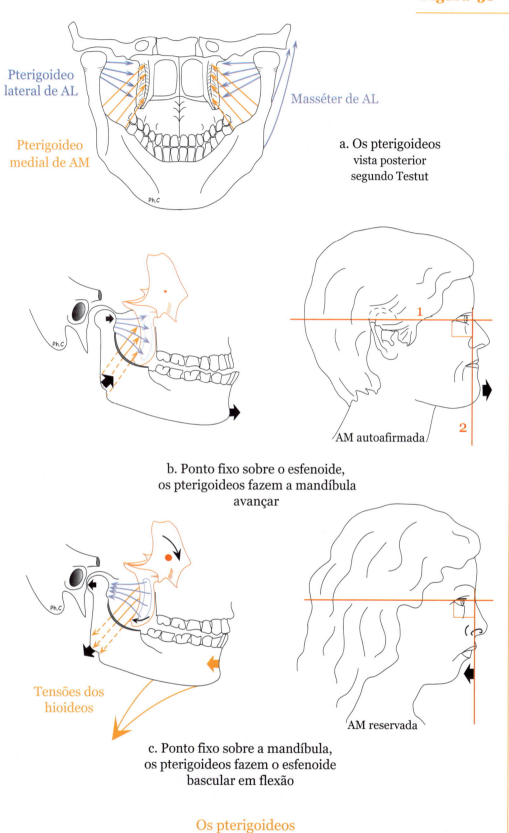

a. Os pterigoideos vista posterior segundo Testut

b. Ponto fixo sobre o esfenoide, os pterigoideos fazem a mandíbula avançar

c. Ponto fixo sobre a mandíbula, os pterigoideos fazem o esfenoide bascular em flexão

Os pterigoideos

Cadeias anteromedianas

Neste caso, os infra-hioideos suplantam os supra-hioideos, como evidenciado na figura 48. A cesta se torna muito pesada e entrava a elevação do balão.

Além da subluxação do osso hioide e da cartilagem tireoidea para baixo, favorecendo a instalação do "queixo duplo", as repercussões sobre a mandíbula e a articulação temporomandibular, e também sobre o soalho do crânio, são frequentes.

Os supra-hioideos mudam de ponto fixo e, em vez de suspender harmoniosamente a faringe à mandíbula e ao soalho do crânio, vão, ao contrário, exercer-lhes um peso exagerado (figuras 47-b e 58-c).

A mandíbula é levada para baixo e para trás, o que irá contrariar os músculos masséteres e pterigoideos.

Godelieve Denys Struyf associa *o masséter e o pterigoideo lateral*, muito próximos entre si, *à cadeia anterolateral AL* e *o pterigoideo medial à cadeia anteromediana AM*. Na figura 53, podemos observar a proximidade deste último com os músculos levantadores, tensor do véu palatino e palatofaríngeo.

Os *masséteres* e os *pterigoideos mediais* se opõem sobretudo à abertura da mandíbula; os *pterigoideos laterais* se opõem a seu recuo. Para se defender, os dois primeiros podem chegar a limitar a abertura da mandíbula.

No caso de forte recuo da mandíbula, os pterigoideos invertem o ponto fixo e bloqueiam o esfenoide em flexão anterior, entravando o movimento respiratório primário (figura 58-c).
Consideramos tal recuo da mandíbula, com um "queixo fugidio" (retrognatismo), como o sinal de uma AM reservada.
Isso poderia ser acompanhado de tensões nas cadeias anteromedianas no nível corporal.
Inversamente, **um queixo voluntarioso (prognatismo) sinaliza uma autoafirmação de AM.**
Para verificar o recuo ou avanço da mandíbula em uma fotografia de perfil, traçamos duas linhas:

– Uma primeira, *ligando o ângulo lateral do olho à inserção superior da orelha (1)*. Idealmente, esta linha deveria *equivaler à horizontal*.

– Descemos, então, uma perpendicular à primeira linha (2), a partir da base do nariz ou glabela. Ela nos servirá de referência para o que Struyf chama de **índice de expressão**. Se o queixo ultrapassa essa linha, consideramos que ele é positivo; se ele é retraído, o índice é negativo.

O recuo da mandíbula se sobrepõe geralmente a uma assimetria preexistente, que nós desenvolvemos nos volumes consagrados às cadeias relacionais AL e PL. Esta assimetria aproveita para tornar-se desorganizante, o que faz com que a maioria dos *problemas da articulação temporomandibular sejam assimétricos* (compressão de um lado e subluxação do outro).

Figura 59

Os músculos pterigoideos, associados aos músculos da faringe, podem ainda entravar o movimento respiratório primário, a partir de restrições que eles impõem à sínfise enfenobasilar.

A osteopatia evidenciou a existência de uma ritmicidade do líquido cefaloraquidiano (LCR), que envolve o sistema nervoso no interior das membranas.

Os ossos do crânio, ligados entre si por suturas mais ou menos elásticas, adaptam-se às flutuações de pressão, cuja ritmicidade, embora bem próxima da ritmicidade respiratória, é diferente (em torno de 10 a 14 pulsações por minuto). Essa ritmicidade é denominada **movimento respiratório primário** (MRP).

Ela se distingue por duas fases:

– **uma fase de inspiração** (a), durante a qual o crânio, ao sofrer um aumento de pressão do LCR, é obrigado a abrir-se em cima, como faria uma flor que desabrocha.

A foice do cérebro é uma lâmina aponeurótica que se desdobra sagitalmente entre os dois hemisférios cerebrais. Ela se une, posteriormente, à tenda do cerebelo, que recobre o cerebelo.

As tensões sobre a foice aumentam durante a fase inspiratória, o que provoca um achatamento do ápice da abóbada craniana, à qual encontra-se ligada.

Inversamente, o soalho do crânio, particularmente a sínfise esfenobasilar (SEB), se fecha em flexão.

– **uma fase de expiração** (b), que corresponde a uma diminuição da pressão intracraniana do LCR.

O crânio se fecha em cima, enquanto que a SEB retorna, no sentido da extensão.

A tensão sobre a foice do cérebro diminui e a abóbada craniana novamente se eleva.

As tensões AM, veiculadas pelo esôfago, depois pela faringe por um lado e pelos músculos hioideos por outro, impõem *uma flexão da sínfise esfenobasilar (figura 59-c), entravando a expressão do movimento respiratório primário.*

Figura 60

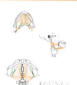

A região da faringe apresenta impressionantes analogias com a do períneo, a ponto de podermos falar em um diafragma faríngeo.

A epiglote, as pregas vocais e o véu palatino se comportam como verdadeiros esfíncteres, obstruindo, respectivamente, os condutos aéreo e digestório.

Figura 59

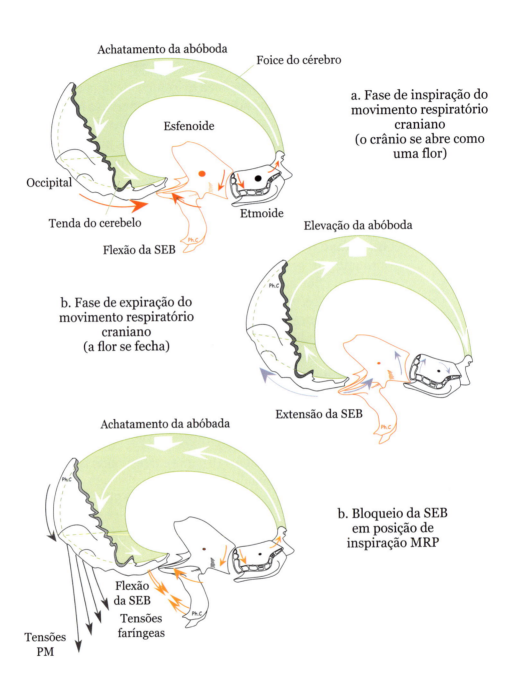

Restrições cranianas
provocadas por tensões AM

128 Philippe Campignion

Figura 60

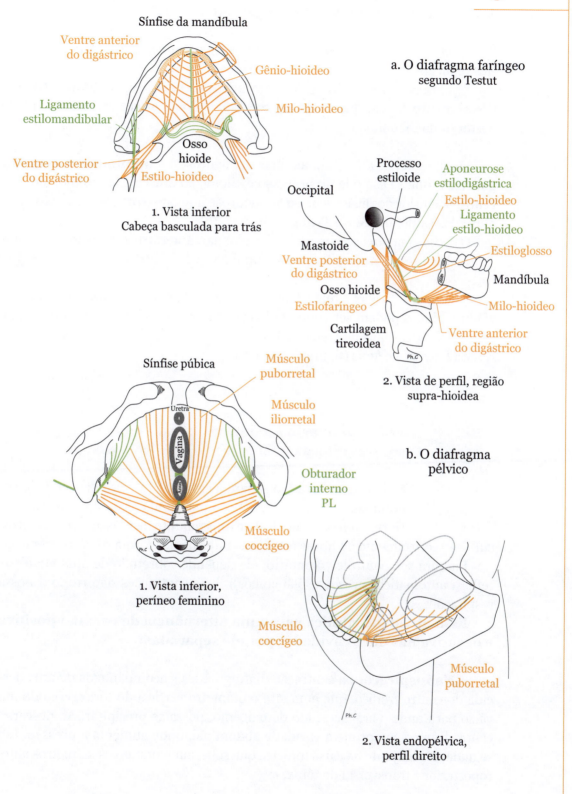

a. O diafragma faríngeo segundo Testut

1. Vista inferior, Cabeça basculada para trás
2. Vista de perfil, região supra-hioidea

b. O diafragma pélvico

1. Vista inferior, períneo feminino
2. Vista endopélvica, perfil direito

Comparação entre o diafragma faríngeo e o diafragma pélvico

Cadeias anteromedianas 129

Os próprios anatomistas descrevem um **diafragma da boca**, constituído de três músculos e dois ligamentos (figura 60-a 1 e 2):

– **Os músculos estilo-hioideos** e os **ligamentos estilo-hioideos**, que eles replicam.
– **Os músculos estiloglossos e estilofaríngeos**, e os **ligamentos estilomandibulares**, que unem o processo estiloide à face medial do ângulo posterior da mandíbula.

Finalmente, se associam, aí, duas aponeuroses: a **aponeurose estilodigástrica**, que se estende do processo estiloide ao músculo estilo-hioideo e ao ventre posterior do digástrico; e a aponeurose que une o processo estiloide e os músculos estilofaríngeos à faringe.

O diafragma ora descrito pode se prolongar, anteriormente, pelos músculos **gênio-hioideos, milo-hioideos** e também pelos **ventres anteriores dos músculos digástricos**.

A comparação com o diafragma pélvico é ainda mais evidente. Os músculos gênio-hioideos podem ser comparados aos músculos puborretais do períneo e os milo-hioideos, aos iliorretais. Eles elevam, respectivamente, o orifício superior da faringe e o ânus (figura 60-b 1 e 2).

Figura 61

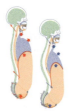

Voltaremos agora a uma visão mais global, ligando nossos três diafragmas: torácico, pélvico e faríngeo.

O diafragma torácico separa a cavidade torácica da cavidade abdominal. Ele toma a forma de uma cúpula bastante côncava inferiormente, e se constitui de um conjunto de músculos digástricos, cujo entrecruzamento de fibras tendíneas intermédias forma o centro frênico.

Embora sob controle voluntário, ele depende sobretudo de uma atividade reflexa automática (nervos esplâncnicos). Suas contrações dão ritmo à nossa respiração.

Essa atividade rítmica gera uma alternância de pressão positiva e negativa nas duas cavidades por ele separadas:

– **Na inspiração:** a contração diafragmática é acompanhada de uma descida do centro frênico, que aumenta o diâmetro vertical do tórax, criando um vazio para onde o ar, carregado de oxigênio, possa se precipitar. Ao descer, o centro frênico comprime a cavidade abdominal, onde aumenta a pressão. Em seguida, é o conjunto da caixa torácica que sobe, aumentando os diâmetros anteroposterior e transversal do tórax.

– **Na expiração:** as costelas descem, enquanto o centro frênico se vê aspirado para o alto. A pressão diminui na cavidade abdominal, à medida que ela aumenta na torácica a fim de que o ar, carregado de CO_2, possa escapar.

Figura 61

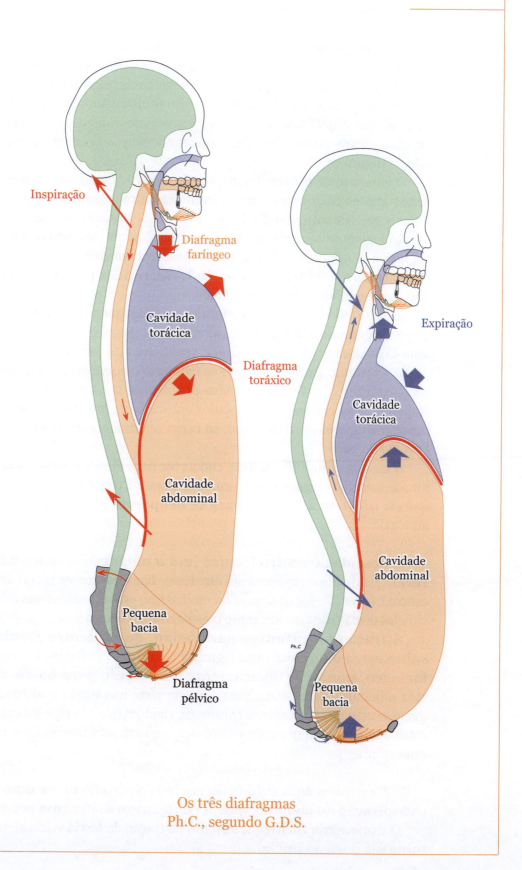

Os três diafragmas
Ph.C., segundo G.D.S.

Que repercussões isso pode ter sobre a fisiologia dos dois outros diafragmas, pélvico e faríngeo?

– **Na inspiração: a pressão intra-abdominal ganha a pequena bacia,** mesmo que tudo tenha sido previsto para evitar que essa pressão se torne muito forte. De fato, os órgãos da pequena bacia, logo aqueles que repousam sobre nosso diafragma pélvico, são extraperitoniais, ou seja, não estão contidos no peritônio, cujos folhetos parietal e visceral desempenham, de certo modo, o papel da pleura, no nível torácico, embalando hermeticamente as vísceras abdominais (figura 20).

O aumento da pressão na inspiração deveria, então, ser menor abaixo das linhas arqueadas, que marcam a fronteira entre a grande e a pequena bacia. *Percebe-se, contudo, um ligeiro acréscimo de pressão que obriga o períneo, particularmente seu folheto mais proximal, que é descrito como diafragma pélvico, a se adaptar. Estirado por tal aumento de pressão, ele aumenta ligeiramente seu tônus*, **deixando-se, todavia, repelir para baixo na inspiração** (*ele trabalha, então, em excêntrico*).

Se tudo vai bem no nível vertebral, tanto no que diz respeito à sua posição de partida quanto à liberdade de movimento, *a inspiração é acompanhada por uma delordose lombar e por uma retrobáscula da pelve, particularmente do sacro, enquanto que o cóccix, em se tratando de uma perfeita junta de dilatação, se alinha sob ele. Os músculos piriformes, que completam o períneo em cima e atrás, bem como os músculos obturadores internos, muito ligados aos músculos iliorretais (figura 60), se veem certamente implicados nesta retrobáscula da pelve.*

A meu ver, tudo isso parece concorrer para aliviar o diafragma pélvico de uma solicitação exagerada em termos de pressão, o que confirma minha ideia de que **ele não tem a vocação para se ocupar do equilíbrio pélvico** (figura 20 e 21).

A descida do centro frênico leva a uma tração sobre a fáscia visceral, que divide a caixa torácica em duas e liga a coluna vertebral de C7 a T4 ao centro frênico. Todos os órgãos do mediastino estão contidos nas diferentes cavidades desta fáscia, assim como o esôfago e a traqueia.

A tração longitudinal para baixo, que o centro frênico exerce sobre estes dois condutos ligados à faringe, influencia o diafragma faríngeo, que se vê ligeiramente tracionado para baixo. Entretanto, essa solicitação para baixo deveria permanecer moderada, dado que, à medida que o centro frênico desce, a coluna cervicotorácica se erige e a caixa torácica sobe, o que faz com que a descida deste diafragma faríngeo não seja assim tão importante.

– **Na expiração, a subida do centro frênico favorece uma verdadeira aspiração no abdome, que permite que o diafragma pélvico suba.**

O diafragma faríngeo, aliviado da tração da fáscia visceral, também **retoma** sua **posição inicial**.

Na minha opinião, reforçada por minha experiência prática, os três diafragmas são, então, particularmente ligados uns aos outros. Compreende-se facilmente que, no caso de fortes tensões ou retrações em AM, sua ritmicidade possa ser entravada, com todos os desacordos que tivemos a ocasião de detalhar no capítulo consagrado ao períneo e nas páginas seguintes, no que tange à faringe, à laringe, ao soalho do crânio e mesmo à língua.

Figura 62

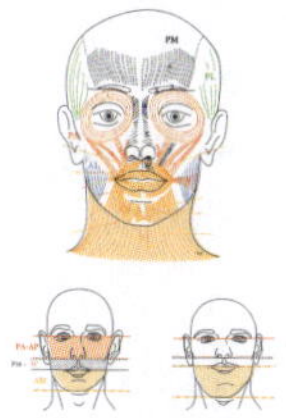

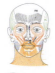

As cadeias anteromedianas podem invadir a face, feudo de AP, e imprimir sua marca na mímica, na região do queixo e dos lábios, principalmente o inferior.

A face é a sede da mímica, com tudo o que isso demanda em termos de adaptabilidade, para expressarmos todas as nossas emoções e sentimentos, dos quais ela é o espelho. Para passar da expressão de alegria à de tristeza é necessário que os músculos da face possam mudar de ponto fixo.

Pelo fato de AP, uma vez que seja de boa qualidade, permitir esta alternância, Godelieve Denys Struyf lhe atribui, entre outros, a face como feudo (veja o volume *Aspectos biomecânicos "Cadeias Musculares e Articulares, Método G.D.S. "Noções Básicas"*).

No entanto, **cada cadeia, quando se torna excessiva, pode invadir a face e imprimir-lhe sua marca em uma região específica (figura 62-a):**

As cadeias posteromedianas chegam à região frontal com o músculo **epicrânio (1)**, que subtensiona a aponeurose epicrânica. Ela engloba os músculos **depressor do supercílio (2)**, **corrugador do supercílio (3)**, **prócero (piramidal do nariz) (4)**, bem como a parte transversa dos **músculos nasais (5)**, e termina pelo **depressor do septo nasal ou mirtiforme (6)**, no nível do lábio superior (que ele apaga). Pode-se acrescentar o músculo **levantador do ângulo da boca (canino) (7)**, graças ao qual podemos "mostrar os dentes".

Todos esses músculos estão implicados *na mímica da atenção*.

As cadeias posteroanteriores estão presentes na região dos olhos e do nariz, com os músculos **orbiculares dos olhos (1), os músculos dilatadores das narinas (2), zigomático maior e menor (3 e 4), risório (5), levantador do lábio superior e da asa do nariz (6).**

Todos esses músculos participam da *expressão de alegria*.

As cadeias anterolaterais e **posterolaterais** estão presentes, respectivamente, nas proximidades do ângulo da mandíbula, com os **músculos masséteres**, para AL; e da fossa temporal, com **os músculos temporais**, para PL.

As cadeias anteromedianas estão fortemente presentes no pescoço, onde **o platisma (1)** recobre os músculos hioideos e da faringe.

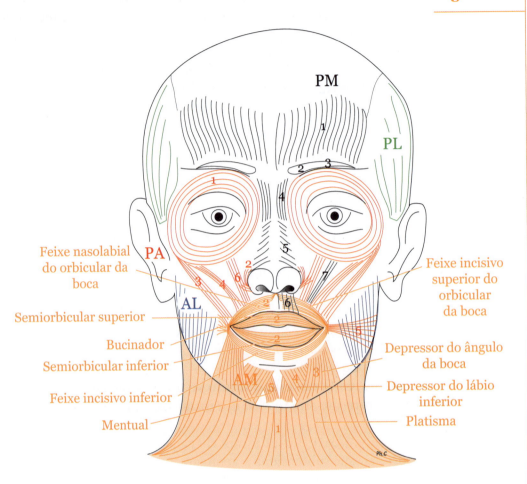

a. AM na face

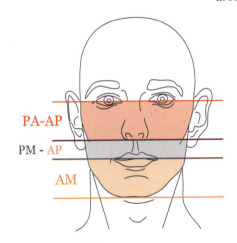

b. Setores favorecidos em função das famílias comportamentais

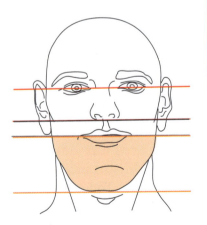

c. Setor AM favorecido

Território de AM na face
segundo G.D.S.

Elas se expressam na região do queixo com **os diferentes feixes do músculo orbicular da boca (2), o depressor do ângulo da boca (3), o depressor do lábio inferior (4) e o mentual (5).**

A divisão do setor da face em três andares e a comparação da altura respectiva desses três andares informa sobre a estrutura favorecida em termos do projeto inicial (figura 62-b).

A figura 62-c ilustra um caso em que AM é favorecida.

Figuras 63 e 64

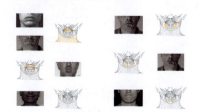

O detalhe das inserções dos músculos de AM na face nos permitirá precisar sua influência sobre a mímica e abordar algumas noções de morfopsicologia craniofacial.

O músculo platisma estende amplamente suas fibras desde a *face profunda da pele nas regiões do acrômio, do deltoide e da clavícula*, até a *mandíbula* (figura 63-a).

Ele tensiona a pele do pescoço e puxa a do queixo para baixo. É frequente observar a saliência de algumas de suas fibras em pessoas de certa idade.

Sua ação pode transbordar até a comissura labial, que ele pode contribuir para abaixar.

Ele está necessariamente implicado na depressão da parte inferior do rosto.

O músculo orbicular da boca se constitui de múltiplos feixes: a parte labial (semiorbiculares), que está situada na espessura dos lábios, aos quais eles dão relevo, e a parte marginal, que compreende os músculos nasolabiais, incisivos superiores e inferiores.

– **O semiorbicular superior** constitui o lábio superior, ao qual ele confere relevo (figura 63-a). Ele é completado por um **feixe nasolabial**, oriundo da fosseta mirtiforme, na **face externa da maxila**, que se reúne a ele na periferia (figura 63-b). As fibras de seus diferentes feixes ganham as comissuras onde elas se entrecruzam com as do semiorbicular inferior e do bucinador.

– **O semiorbicular inferior** apresenta as mesmas particularidades que o precedente, mas ocupa o lábio inferior (figura 63-a).

– Ele é reforçado, caudalmente, por um **feixe incisivo inferior**, que se insere perto da sínfise da mandíbula (figura 63-b).

No repouso, os músculos semiorbiculares *dão relevo aos lábios* (figura 63-1), mas desempenham também um papel de *esfíncter para o orifício bucal*, que eles fecham.

Figura 63

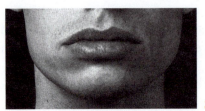

1. Lábios pulposos
AM e AP desabrochadas

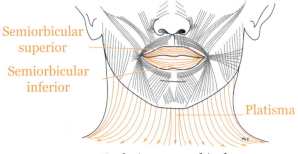

a. O platisma e o orbicular
da boca

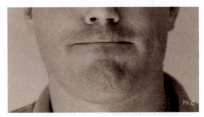

2. Lábios apertados contra os dentes
AM reservada

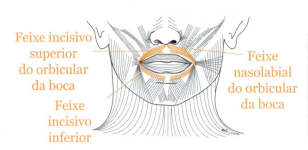

b. A parte marginal do orbicular
da boca

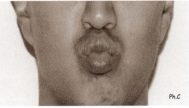

3. Lábios propulsionados

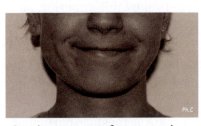

4. Comissuras puxadas para trás

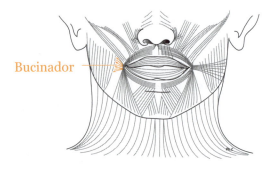

c. O bucinador

Detalhes dos músculos de AM
na face (1)

A contração dos dois semiorbiculares "*vinca*" os lábios, aplicando-os contra os dentes (Testut), como mostra a foto 63-2.

A contração da parte marginal vinca, igualmente, os lábios, porém, empurrando-os para a frente, como para dar um beijo ou assoviar (figura 63-3).

Estes músculos oferecem a possibilidade de *modular a forma dos lábios para emitir sons*.

Eles intervêm, evidentemente, na *sucção*.

– Na espessura do lábio encontram-se, igualmente, fibras de direção anteroposterior, que reúnem-se sob o nome **músculo compressor dos lábios** (Bovéro).

Este músculo desempenha um papel importante na *sucção* e é particularmente desenvolvido no neonato.

Os músculos bucinadores contribuem para formar as paredes laterais da cavidade bucal (figura 63-c).

Cada músculo se insere atrás, sobre *a maxila*, na altura dos molares, sobre *o processo pterigoide do esfenoide* e *a rafe pterigomandibular, que o separa do músculo constritor superior da faringe (figura 51)*.

Suas fibras se dirigem horizontalmente para frente, para encontrar a *comissura labial*, para a qual convergem.

Eles puxam a comissura labial para trás (figura 63-4), comprimem as bochechas e favorecem a expulsão do ar contido na boca. Eles são, portanto, úteis para assoviar ou tocar um instrumento de sopro.

Eles participam, com o precedente, *da mastigação*, permitindo levar os alimentos sob os dentes.

O músculo depressor do ângulo da boca (triangular) nasce da *linha oblíqua externa da mandíbula*, onde suas fibras se entrecruzam com as do platisma (figura 64-a).

Em seguida, elas convergem para cima e para fora, rumo à comissura labial, onde se entrecruzam com as dos músculos antagonistas: levantador do ângulo da boca ou canino e zigomático, que ascendem à comissura.

Sua atividade permanente deforma a boca em um arco côncavo embaixo, refletindo a tristeza, ou mesmo o desgosto (figura 64-1).

O músculo depressor do lábio inferior (quadrado do lábio inferior) também se insere sobre *a linha oblíqua externa da mandíbula*, sob o precedente (figura 64-b).

Suas fibras cruzam as do precedente, dirigindo-se para cima e para dentro para chegar *ao lábio inferior*.

Ele faz o lábio inferior bascular para baixo. É com ele que fazemos "beicinho" (figura 64-2).

Os músculos mentonianos se inserem de cada lado da linha mediana, sobre as protuberâncias das raízes dos incisivos inferiores, sob a mucosa das gengivas (figura 64-c).

Figura 64

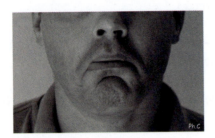

1. Mímica da tristeza

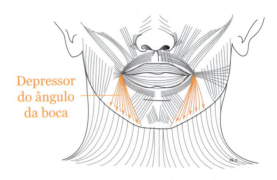

a. O depressor do ângulo da boca

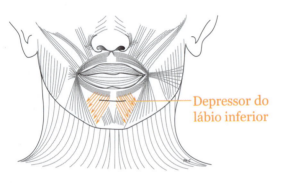

b. O depressor do lábio inferior

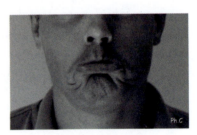

2. "Fazer beicinho"

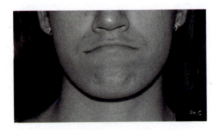

3. Mímica da obstinação

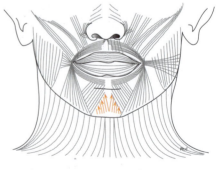

c. Músculo mentual

Detalhes dos músculos de AM na face (2)

Eles reúnem-se, embaixo, à pele do queixo, onde desabrocham.

Estes dois músculos, direito e esquerdo, são por vezes separados um do outro por uma lamela fibroelástica tensionada verticalmente a partir da sínfise mentual e responsável pela presença de uma *fosseta*.

Eles levam o queixo para cima e, indiretamente, concorrem para ascencionar o lábio inferior (figura 64-3).

Esses músculos encontram-se contraídos em uma criança amuada ou prestes a chorar.

Figura 65

Esta figura ilustra a mímica dita da tristeza, em que certos músculos de AM parecem estar implicados. Ela poderia corresponder mais a uma tristeza tornada crônica. Neste caso, não deveríamos falar de marca em vez de mímica?

Os músculos **platisma, depressores do ângulo da boca e depressores do lábio inferior** puxam as comissuras dos lábios para baixo, assim como os músculos **orbiculares**, é claro. A boca, então, descreve um arco côncavo embaixo, geralmente revelador de tristeza ou desgosto.

Os músculos **zigomáticos maior (1) e menor (2)**, bem como os músculos **levantadores do lábio superior e da asa do nariz (3) de PA** se veem obrigados a *tomar ponto fixo embaixo*. Eles contribuem, então, para *abaixar o canto lateral do olho*, pela tração que exercem sobre os músculos **orbiculares dos olhos (4).**

Os músculos de PA-AP são os motores principais da expressão de alegria, uma vez que se beneficiam de um ponto fixo superior. Diante de uma AM excessiva, obrigam-se a tomar ponto fixo embaixo e a se associar à expressão dessa tristeza crônica.

Os músculos **corrugadores do supercílio de PM (5)** participam dessa dinâmica: a parte lateral das sobrancelhas é levada para baixo pelos músculos orbiculares, enquanto que a parte medial se eleva.

É, assim, *o conjunto do rosto que afunda, a partir de uma tensão AM em sua parte inferior.*

Figura 65

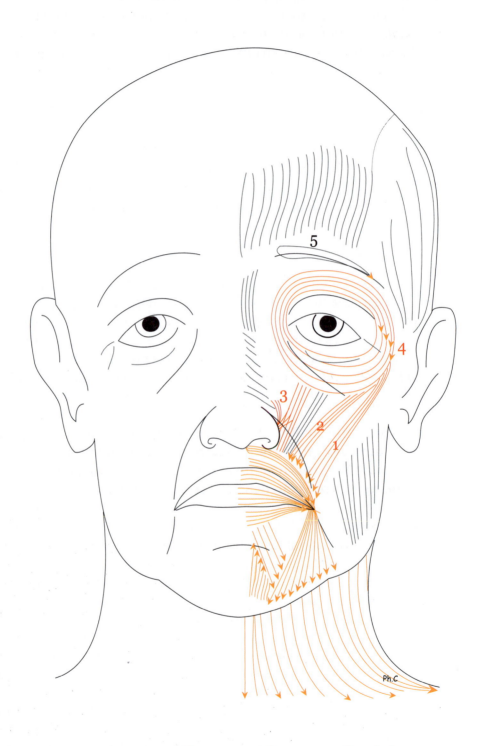

Marcas que refletem uma tristeza tornada crônica
AM invadiu a totalidade da face

Philippe Campignion

As cadeias anteromedianas no membro superior

Convém relembrarmos que as cadeias relacionais ou cadeias do eixo horizontal são ativas sobretudo no nível dos membros e das cinturas.

As cadeias do eixo vertical ou da personalidade, embora presentes nos membros, agem principalmente no tronco.

A noção de ponto fixo é difícil de ser aplicada quando se trata do membro superior, cujos movimentos se efetuam, em sua maioria, em cadeia cinética aberta e nos quais é regra a alternância de ponto fixo.

É fácil admitir um ponto fixo embaixo para os músculos da cadeia anterolateral se considerarmos que ela se apóia sobre a cadeia PL, cujos músculos tomam ponto fixo em cima, descendo até a mão.

No que se refere à AM, o problema é um pouco mais complexo.

Figura 66

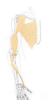

Embora seja predominante no tronco como cadeia do eixo vertical, a AM prolonga-se nos membros superiores.

A parte clavicular do deltoide (deltoide anterior) faz parte da cadeia **AM** e também da cadeia **AL**. Ele participa do enrolamento do cíngulo do membro superior, atividade própria de AM, da qual voltaremos a falar nos dois parágrafos seguintes.

O braquial, flexor do cotovelo, toma o seu lugar na ação.

O feixe profundo do músculo supinador, coaptador da articulação radioulnar, lhe dá sequência e recruta o **extensor longo do polegar**.

A cadeia termina pelo **abdutor curto do polegar** que vem dar continuidade ao precedente.

Figura 67

A posição dos membros superiores e do cíngulo do membro superior é protagonista na "ancoragem" de AM na altura da oitava vértebra torácica.

A expressão da pulsão comportamental em relação com AM se materializa no nível dos joelhos, pivôs primários dessa pulsão. O seu desaferrolhamento induz um *desequilíbrio para trás* que será compensado pelos músculos das cadeias anteriores e medianas (figuras 3 e 4).

Os membros superiores são também solicitados. Posicionando-se como se fossem agarrar-se a algo, facilitam a flexão anterior da coluna a fim de frear o desequilíbrio posterior do tronco.

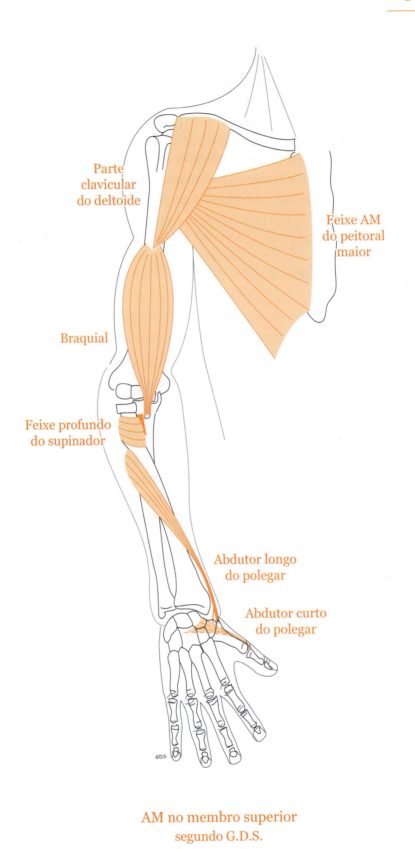

AM no membro superior
segundo G.D.S.

Este enraizamento de AM, tanto nos pés e joelhos como na coluna vertebral, é particularmente buscado em certas posturas de Tai Chi Chuan, ou de Chi-Kung (Qi Gong) (figura 67-a).

Os antebraços e os braços enlaçam o tronco de uma árvore invisível, os cotovelos são desaferrolhados configurando uma forma arredondada. As palmas das mãos são voltadas para o tórax e os polegares abertos para cima, os ombros abaixados sem enrolamento excessivo do tronco para não entravar a ereção axial da coluna vertebral.

Essa posição reforça o apoio no solo e favorece a tomada de consciência do eixo vertical.

Em nossa cultura, a clássica posição em adução do úmero, supinação do antebraço e dedo mínimo sobre a costura lateral das calças, tem sido tradicionalmente a posição de referência em ortopedia (figura 67-b).

Essa posição apresenta a desvantagem de induzir uma rotação lateral do úmero e uma propulsão anterior do tórax, numa atitude que favorece a atividade das cadeias posteriores e medianas.

Eu mesmo aprendi, com Mézières, a reposicionar o ombro, colando-o na maca e levando o úmero em rotação lateral, de um indivíduo em decúbito dorsal, antes de começar o trabalho. Isso favorece a propulsão anterior do tórax, que é ainda mais flagrante se tivermos previamente retrovertido a bacia através de uma tração do sacro em direção aos pés.

Em certa ocasião, numa sessão com um praticante do método Mathias Alexander, as coisas ficaram mais claras. Assim que me deitei sobre a maca, o terapeuta começou a reposicionar minhas costas, não a partir do sacro, nem colando meu ombro à maca, mas enrolando meus ombros e minha coluna torácica, de maneira que a região vertebral implicada pelos pilares do diafragma fosse depositada sobre a maca.

Depois disso é que ele corrigiu a posição da bacia e da coluna cervical; aliás, com muito mais facilidade do que o habitual.

Recolocar a oitava vértebra torácica no ápice da cifose, respeitando o enrolamento do cíngulo do membro superior, é uma preliminar indispensável para todo tratamento.

Em posição de pé, consideramos como fisiológico um certo grau de enrolamento dos ombros e uma posição intermediária dos antebraços entre a supinação e a pronação completa (figura 67-c).

S. Piret e M. M. Béziers definiram uma posição chamada "de coordenação" que iremos detalhar, focando no cíngulo do membro superior e no membro superior (figura 67-d):

– A escápula está livre lateralmente e enrolada sobre o tórax em uma posição que definimos como aquela que favorece a "ancoragem" em T8 (figura 40-b).

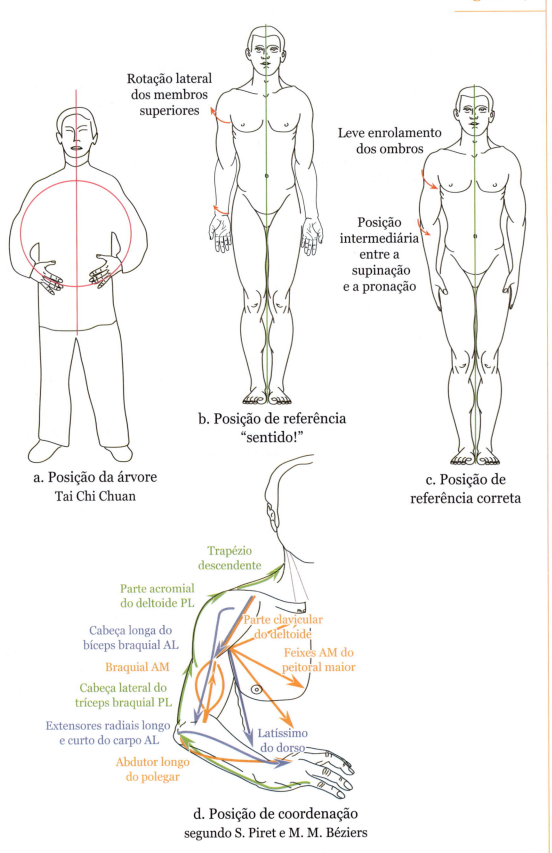

Figura 67

– O úmero está antepulsionado em rotação medial e ligeiramente abduzido.
– O cotovelo está "aberto" em 135°, o que chamamos de "fletido com arredondamento".
– O antebraço está em pronação.
– O punho está em ligeira flexão dorsal e a mão em abóbada.

Nessa posição, a AM não é a única que age. PL e AL também estão ativas. Podemos definir essas diferentes ações da seguinte maneira:

PL *abduz a escápula e desce, como de hábito, até o quinto raio digital da mão.*
AL *controla a abdução da escápula através do latíssimo do dorso que "apoia o ombro sobre a pelve". Aliás, fica aí o "seu" feudo.*
AM garante o enrolamento da escápula e do úmero pelos feixes esternais e abdominais do peitoral maior, *a partir de um ponto fixo sobre o esterno onde se situa seu feudo.*
AL comparece novamente para *levar a mão e o antebraço em pronação*, auxiliada pelos pronadores de PM e graças ao ponto fixo criado pela PL no quinto raio digital. Ela carrega AM consigo, mais especificamente o abdutor longo do polegar.

Figura 68

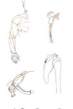

Observemos agora as torções dos membros superiores, comparando-as com as dos membros inferiores.

A escápula não é plana[6], ela tem uma forma côncava, visível se observarmos esse osso em sua espessura (a). Se deslizarmos os dedos na face anterior da *escápula*, desde a margem medial até a cavidade glenoidal, perceberemos novamente essa *concavidade*.

Em muitos casos, **a escápula está em cifose**. Entretanto, a observação de um grande número desses ossos nos levou a constatar notáveis diferenças, certamente relacionadas a atitudes diferentes. As tensões PM parecem ser aquelas que achatam mais esse osso, ao passo que AM aumenta sua cifose.

Se acompanharmos a espinha da escápula a partir da sua raiz na margem medial desse osso até o acrômio, que a prolonga, perceberemos um enrolamento para a frente ao mesmo tempo que uma **torção** que corresponde ao que nós conhecemos (b):

– rotação lateral para trás da espinha pelo trapézio ascendente, infraespinal e deltoide parte espinal de PM.
– rotação medial para a frente e para fora do acrômio pela parte clavicular do deltoide de AL e AM.

---

6. No original, o autor utiliza um jogo de palavras: (...) *l'omoplate n'est pas si plate que cela*, ou seja, a omoplata (nomenclatura antiga para escápula) não é tão "plata" (plana) assim. (N.T.)

Figura 68

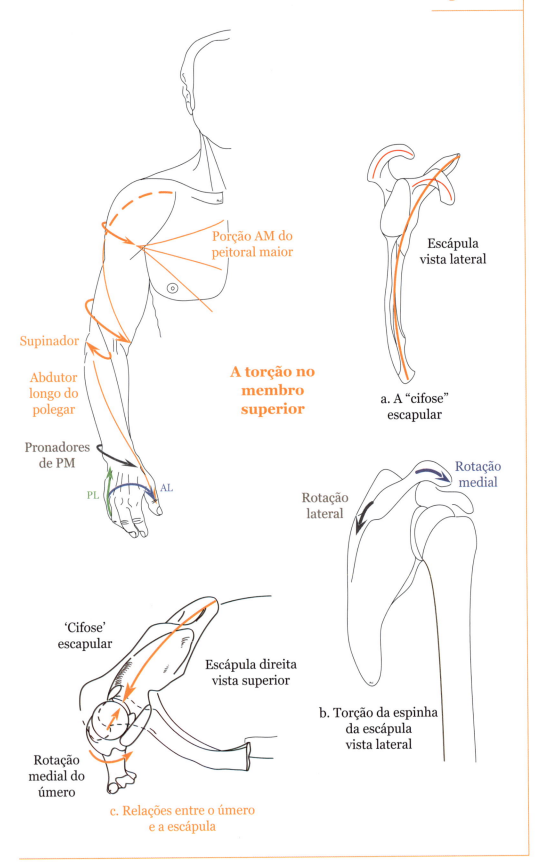

A torção no membro superior

- Porção AM do peitoral maior
- Supinador
- Abdutor longo do polegar
- Pronadores de PM
- PL
- AL

a. A "cifose" escapular
- Escápula vista lateral

b. Torção da espinha da escápula vista lateral
- Rotação medial
- Rotação lateral

c. Relações entre o úmero e a escápula
- 'Cifose' escapular
- Escápula direita vista superior
- Rotação medial do úmero

146 Philippe Campignion

A observação de um úmero retirado de seu contexto revela uma torção similar à do fêmur: rotação lateral proximal e medial distal.

Entretanto, se recolocarmos esse úmero em seu contexto, ou seja, articulado com a escápula, o ponto de vista passa a ser diferente.

Ao contrário do que tenderíamos a pensar, a escápula não está posicionada no plano frontal, mas obliquamente avançando para a frente. Ela se "enrola" por sobre a caixa torácica de forma que a **cavidade glenoidal "olha" mais para a frente do que para o lado (c)**.

Para reposicionar da melhor forma a cabeça do úmero diante dessa cavidade glenoidal, é necessário apresentá-lo com um certo grau de rotação medial (figura 68-c). Uma vez estabelecido isso, se seguirmos as linhas de força, reencontraremos sua torção, **mas não poderemos mais falar de rotação lateral proximal. Trata-se, principalmente, de uma rotação medial que aumenta à medida que desce, e a rotação medial distal é maior que a proximal.**

Reprogramar a torção do úmero sem levar em conta o que acaba de ser exposto pode acarretar consequências nefastas para a fisiologia da articulação do ombro, que *necessita dessa rotação interna para sua estabilidade*.

Existe, pois, uma diferença entre a torção do úmero que resulta de uma rotação medial distal maior que a proximal e a torção do fêmur, que resulta de uma rotação lateral proximal relativamente à sua extremidade distal, que é mais para neutra (figura 14).

Na altura do antebraço, encontramos um esquema um pouco parecido com o do membro inferior, a ulma, que, como a tíbia, não se mostra capaz de rotação, e um rádio muito mais móvel que uma fíbula, que chega até mesmo a girar ao redor de seu vizinho.

É na pronação do antebraço que voltamos a encontrar nossa torção com *uma* **rotação lateral proximal do rádio mantido no lugar pelo supinador e uma rotação medial distal**, *na qual os músculos pronador redondo e pronador quadrado de PM poderiam ser os agentes, salvo tratar-se de AL agindo para girar a mão ao redor do quinto raio digital.*

Terminaremos falando sobre a mão, ferramenta de preensão, mas também de comunicação. **Ainda mais do que as torções, é sua abóbada que deve ser privilegiada, assim como a oposição entre dedos e polegar**.

Ao adotar a bipedia, o homem pode liberar sua mão para fazer dela instrumento de preensão, ainda que seja apenas para buscar alimentos e levá-los à boca.

Fisiologicamente, estamos ainda mais envolvidos num sistema de alternância de movimentos de abertura e fechamento, que necessita de constantes mudanças de ponto fixo. Está claro que a torção no membro superior é menos estática que no inferior e mais orientada para a dinâmica. A torção não tem a mesma finalidade no membro inferior e no superior:

O membro inferior suporta o tronco, e a torção dos diferentes segmentos reforça sua estrutura. Essa torção é estática e dá lugar, na dinâmica, às rotações.

O membro superior é dedicado à dinâmica, bem como à preensão. Nessa situação, estamos diante de uma espiral que aparafusamos e desaparafusamos ao sabor dos movimentos.

Figura 69

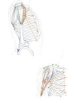

A porção clavicular do músculo deltoide é misto de AM e AL.

A fisiologia desse músculo foi tratada no volume *Cadeias anterolaterais*.

O deltoide apresenta três partes: clavicular, acromial e espinal, que suspendem o úmero à espinha da escápula e à clavícula.

A parte acromial, que se segue ao trapézio descendente, é declaradamente abdutora. Godelieve-Denys-Struyf o inclui na cadeia posterolateral.

A parte espinal, cujas fibras mais mediais são adutoras e favorecem a rotação lateral do úmero, associa-se à dinâmica da cadeia posterior e mediana.

A parte clavicular é mais adutora, com um leve componente de rotação medial do úmero, que o leva a ser incluído na mesma dinâmica de AL e de AM.

Essa parte mantém estreitas relações de vizinhança com o peitoral maior, cujo **feixe clavicular pertence a AL** e cujos **feixes esternais e abdominais fazem parte de AM**.

Do ponto de vista da estática, a parte clavicular do deltoide participa da *torção da espinha da escápula* (figura 69-a) e exerce o papel de *ligamento ativo para a articulação acrômio-clavicular* (figura 69-b).

O latíssimo do dorso de AL, cujo feudo é no ombro, dá a ele ponto fixo embaixo através da tração que exerce no úmero.

Costumamos reequilibrar ("*reacordar*") esta parte clavicular do deltoide com a parte acromial, tracionando o primeiro para baixo (AL) e o segundo para cima (PL).

Figura 69

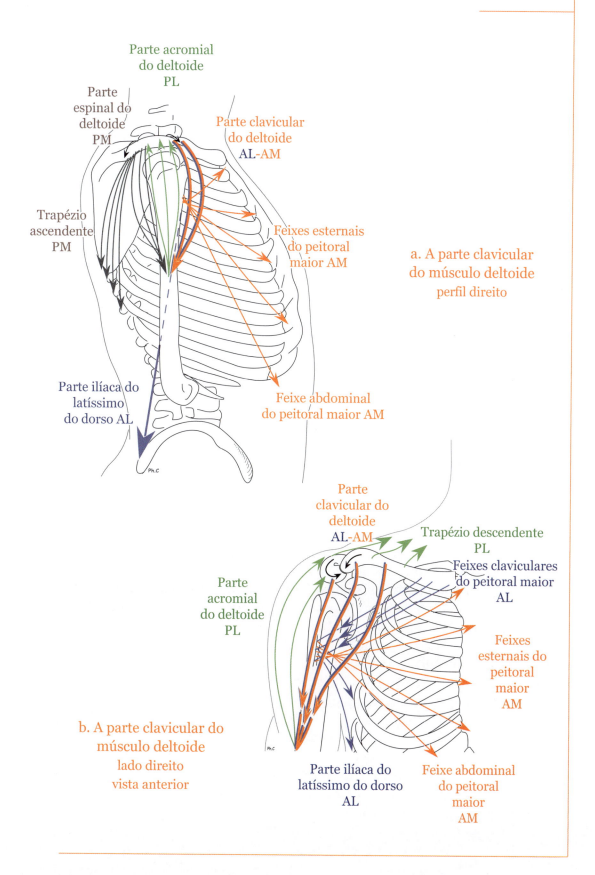

a. A parte clavicular do músculo deltoide
perfil direito

b. A parte clavicular do músculo deltoide
lado direito
vista anterior

Cadeias anteromedianas

Figura 70

Quando se retrai, o deltoide aduz e ascende o úmero sob o arco do acrômo. Sua parte clavicular é o ponto de partida desse movimento quando se associa à AL.

A figura (a) ilustra os bons pontos fixos dos músculos de AM e AL no ombro, particularmente os de um deltoide fisiológico. Na figura (b), o excesso de tensão na AL é materializado por um trabalho em corda de arco dos diferentes músculos de AM e de AL, sendo a parte clavicular do deltoide que se sobrepõe à parte acromial.

É possível constatar que, no contexto AL excessivo, os componentes de adução e de rotação medial levam vantagem, provocando ainda uma *ascensão do úmero* sob o arco acromial.

O terapeuta tende a fazer uso da contrapostura, ou seja, da rotação lateral do úmero, para corrigir o excesso de rotação medial.

Na verdade, o problema é muito mais complexo. Ao nos basearmos na primeira ideia de que um excesso de tensão nas cadeias anterolaterais, que são cadeias de proteção, seja frequentemente resultado de uma carência de AM, podemos facilmente compreender que, agindo assim, corremos o risco de enfraquecer ainda mais essa AM, o que leva a promover a reatividade dessa AL.

É necessário, ao contrário, alimentar essa AM no corpo para ter esperança de se liberar do excesso de AL.

Figura 71

O músculo braquial prolonga AM no braço.

Esse músculo se insere em cima, sobre o lábio inferior da tuberosidade deltoidea deixada no úmero, assim como sobre as faces anteromedial e anterolateral do úmero em sua metade inferior.

Embaixo, une-se ao processo coronoide da ulna e, frequentemente, envia fibras à parte anterior da cápsula articular do cotovelo, chamada por alguns autores *"tensor da sinovial do cotovelo"*.

Isso poderia explicar a frequência de um ligeiro flexo do cotovelo observada nos indivíduos de tipologia incontestavelmente em AM.

Esse músculo é flexor de cotovelo, porém, sem o componente de supinação ou de rotação medial (dependendo do ponto fixo) próprio da cabeça longa do bíceps braquial.

A flexão, ou até mesmo o flexo do cotovelo observado nas atitudes em AM, apresenta mais arredondamento do que em uma atitude em AL, onde é mais nítida a impressão de quebra.

A imagem que melhor ilustra esse "arredondamento" na flexão é a de membros superiores preparando-se para abraçar.

Figura 70

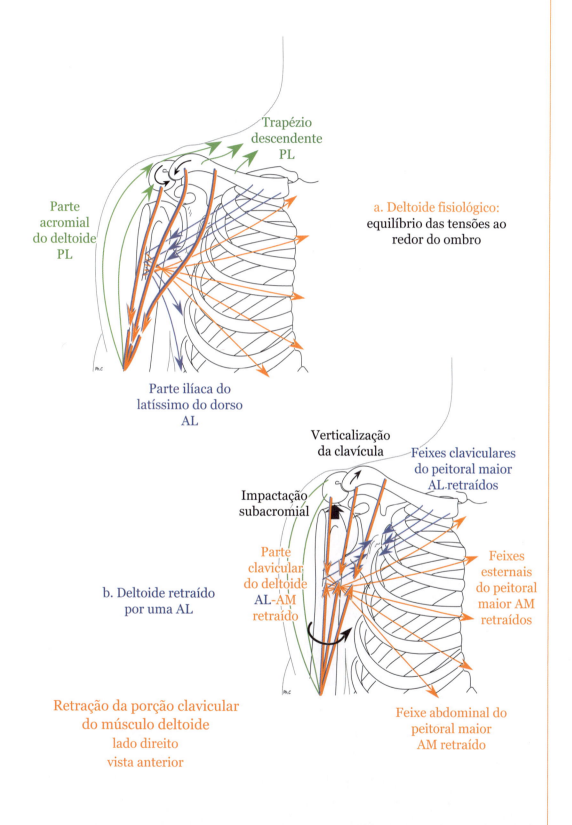

Trapézio descendente PL

Parte acromial do deltoide PL

a. Deltoide fisiológico: equilíbrio das tensões ao redor do ombro

Parte ilíaca do latíssimo do dorso AL

Verticalização da clavícula

Feixes claviculares do peitoral maior AL retraídos

Impactação subacromial

Parte clavicular do deltoide AL-AM retraído

Feixes esternais do peitoral maior AM retraídos

b. Deltoide retraído por uma AL

Retração da porção clavicular do músculo deltoide
lado direito
vista anterior

Feixe abdominal do peitoral maior AM retraído

Cadeias anteromedianas 151

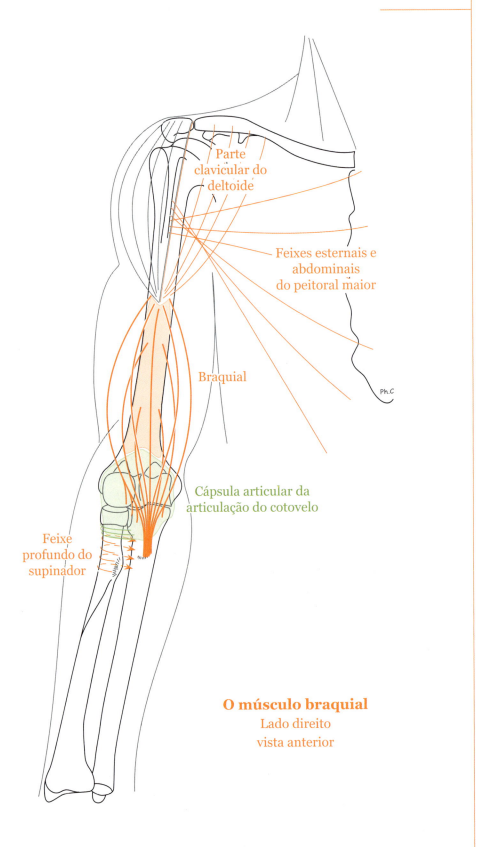

O músculo braquial
Lado direito
vista anterior

Figura 72

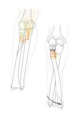

O feixe profundo do músculo supinador (supinador curto) assume a continuidade de ação na altura do cotovelo, do qual é um dos ligamentos ativos.

Ele tem sua origem na *parte anterior da face lateral da extremidade superior da ulna*, por fora da inserção do braquial (figura 72-a).

Enrola-se ao redor do colo do rádio e termina sobre *a parte anterior do colo* desse osso.

Algumas de suas fibras *aderem ao* ligamento anular *do rádio o qual exerce o papel de ligamento ativo*. Pela ação de suas fibras horizontais, ele é, na verdade, **coaptador da articulação radioulnar proximal**.

Apesar de ser supinador, ele exerce um papel primordial na pronação do antebraço, *mantendo o colo do rádio no lugar para permitir que este gire sobre si mesmo e ao redor da ulna* (figura 72-b).

Como ligamento ativo da articulação radioulnar, **ele é reativo a todas as formas de subluxação da cabeça radial** e poderia ser causa de tendinite.

O tratamento local se comprova decepcionante enquanto não corrigimos a subluxação do rádio trabalhando na cadeia causal, sendo esta AL ou PM, na maioria dos casos.

Figura 73

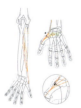

Os músculos abdutores longo e curto do polegar prolongam a cadeia AM no antebraço e na mão.

O abdutor longo do polegar (figura 73-a) tem origem na *face posterior da ulna*, do terço médio da *face posterior do rádio*, da porção de *membrana interóssea* situada entre os dois e do ligamento oblíquo radioulnar.

Ele desce para baixo e para fora e por baixo do supinador para fixar-se sobre o lado lateral *da extremidade superior do primeiro metacarpiano*.

Alguns autores descrevem expansões sobre o trapézio ou sobre o *tendão do abdutor curto do polegar*.

Ele *leva o metacarpo* para fora e nos faz lembrar do abdutor do hálux, no pé.

O abdutor curto do polegar (figura 73-b) se estende do retináculo dos músculos *flexores (ligamento anular anterior do carpo)* e *do tubérculo do osso escafoide* até o tubérculo lateral da *base da primeira falange* do polegar.

É o mais superficial dos músculos da eminência tenar.

Como o precedente, ele *é abdutor do polegar*.

A mão "AM" se caracteriza por seu aspecto maciço e sua forma quase quadrada, por causa do destacamento do primeiro metacarpo pela tração dos músculos abdutores do polegar.

Esses dois músculos podem estar envolvidos em uma forma de rizartrose do polegar (figura 73-c), em que a *articulação trapezometacarpiana* apresenta-se impactada em abdução, o que a diferencia da que encontramos em um excesso de AL, onde ela se mostra impactada em adução, pelo feixe transverso do adutor do polegar. Não é raro, entretanto, verificar uma *associação de ambas as situações*, onde a compressão chega ao nível máximo.

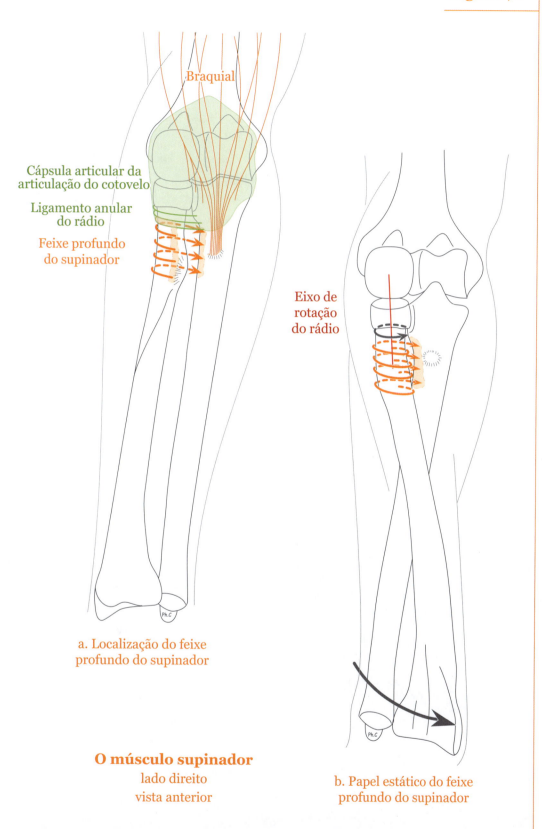

O músculo supinador
lado direito
vista anterior

a. Localização do feixe profundo do supinador

b. Papel estático do feixe profundo do supinador

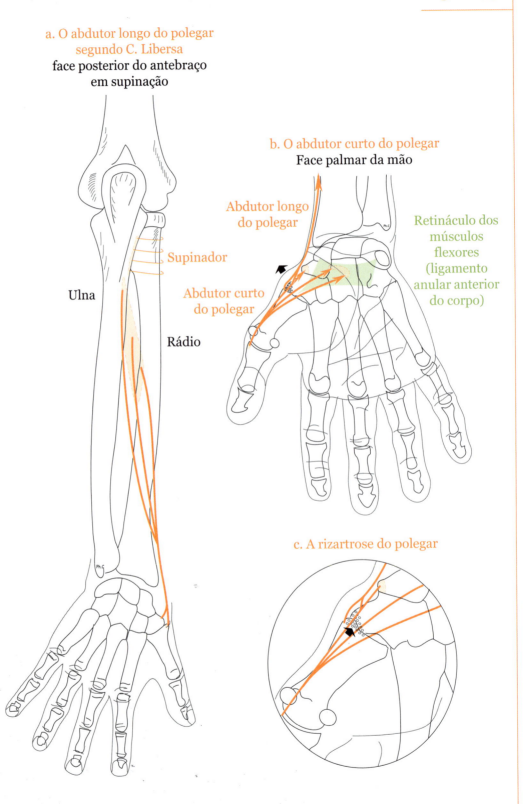

Os músculos abdutores longo e curto do polegar

Terceira parte

Princípios de tratamento

O método G.D.S. estabelece claramente o elo entre a expressão corporal e o comportamento, associando a eles os aspectos orgânicos e energéticos.

A referência a certos princípios da medicina chinesa é útil para se compreender melhor essas interações entre os diferentes níveis. Esses princípios já foram detalhados nos volumes *Cadeias posterolaterais* e *Cadeias anterolaterais*, exceto no que se refere à AM.

As cadeias anteromedianas estão relacionadas com o baço, o pâncreas e o estômago.

Na filosofia da medicina tradicional chinesa, o baço ao qual associamos o estômago corresponde à **terra**, símbolo de *estabilidade*, de *fecundidade*. Estamos nos referindo à terra *nutriz*.

De um ponto de vista funcional, o nome baço engloba o órgão que lhe dá nome, mas também o pâncreas. É por essa razão que muitas vezes falamos de sede da energia **baço-pâncreas e estômago**. Associamos igualmente a eles a carne, os lábios e a boca.

Esta sede da energia representa um papel essencial no metabolismo da digestão, o que faz com que seja considerado parte implicada na **renovação da energia vital**.

A digestão se inicia no estômago, e o baço supervisiona a assimilação (pelo intestino delgado) que acarreta a produção de energia e do sangue. Qualquer fraqueza da função baço traduz-se por uma perda de apetite e de peso, assim como por fadiga.

Ela transporta e transforma os líquidos que extrai dos alimentos. Os elementos nutritivos misturados aos líquidos são distribuídos no organismo. O excedente de líquido é eliminado pelos rins e bexiga.

Uma fraqueza do baço pode traduzir-se também por uma *estase líquida* sob forma de mucosidades ou até mesmo de edema.

De um ponto de vista positivo, a energia do baço está ligada à concentração e à fruição da vida, no bom humor, na harmonia.

De um ponto de vista negativo, ela está ligada às preocupações e até mesmo à angústia.

O **doce** é o sabor relacionado com esse território energético. Uma carência energética levará o indivíduo a buscar o alimento açucarado e um excesso dessa energia o afastará dele.

Essa sede da energia ativa-se a cada interestação e ajuda na passagem da energia para a sede da estação seguinte. Para os chineses, a interestação é um período de 18 dias entre a estação precedente e a seguinte. Em caso de desequilíbrio nessa casa energética, a passagem será difícil, e vão aparecer sintomas.

Enfim, essa sede energética enche o tanque de energia entre o verão e o outono no momento da colheita, naquela que os chineses chamam de quinta estação.

No ciclo diário, o baço e o pâncreas são ativos entre 9 e 11 horas e o estômago entre 7 e 9 horas.

Figura 74

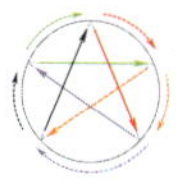

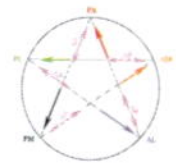

A figura 74-a ilustra o paralelo que existe entre a medicina tradicional chinesa e a pentacoordenação entre as cadeias.

Esse aspecto já foi abordado nos volumes *Cadeias posterolaterais* e *Cadeias anterolaterais*.

O círculo ilustra aquilo que chamamos ciclo de alimentação: ele descreve o sentido de circulação da energia de um compartimento energético a outro, passagem que responde a um ciclo sazonal, mas também a um ciclo diário.

A energia passa da casa do fígado para a do coração, da do coração para a do baço, da do baço para a do pulmão, do pulmão para a do rim e, finalmente, da do rim para a do fígado.

O mesmo acontece com o equilíbrio entre as cadeias, que só existe na alternância. A tensão deve poder passar de cadeia em cadeia. Essa passagem não é feita seguindo o mesmo esquema, nem os meridianos correspondem necessariamente ao trajeto das cadeias.

O esquema da estrela ilustra o ciclo de controle: cada sede energética exerce um controle sobre um outro bem preciso.

As modalidades desse controle de sedes de energia, umas sobre as outras, são as mesmas que aquelas que regem o antagonismo/complementaridade entre as cadeias.

Esses dois ciclos, que explicam os mecanismos de harmonização entre os cinco elementos, estão intimamente ligados. Cada elemento possibilita àquele que ele controla na estrela engendrar o seguinte no círculo.

A figura 74-b representa, de um ponto de vista biomecânico, o controle recíproco entre as diferentes cadeias musculares.

Fisiologicamente, as cadeias se controlam segundo um esquema bem preciso, que nos levará de volta às noções de **residência** e **feudo**, vistas no volume *Cadeias anterolaterais*, consagrado às noções básicas.

Cada cadeia instala seu feudo na residência de uma outra a fim de poder controlar sua atividade: PL controla AM, AM controla PM, PM controla PA, PA controla AL e, enfim, AL controla PL.

As flechas que dão materialidade a esse controle estão invertidas relativamente ao esquema (a) para mostrar a tração que cada cadeia exerce sobre aquela que controla.

A AP, que é uma cadeia que liga o que está atrás com o que está na frente, o que está em cima com o que está embaixo, interpõe-se entre a cadeia que controla e aquela que é controlada como um elástico, com a finalidade de dar ritmo a esse controle.

Novamente faremos menção a essa estrela para tornar precisas as estratégias de tratamento.

Figura 74

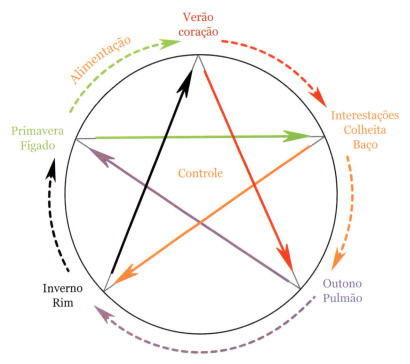

**a. O ciclo de alimentação (círculo)
e o ciclo de controle (estrela)**
do ponto de vista da teoria energética chinesa

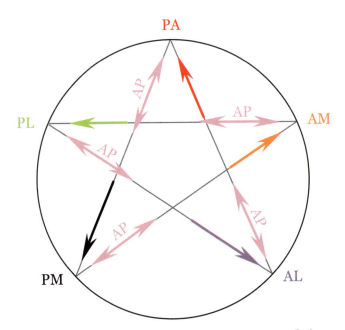

b. A pentacoordenação entre as cadeias
de um ponto de vista biomecânico
segundo G.D.S.

Figura 75

 Tomemos o triângulo cuja ponta é AM e a base é formada por PL e PM. Estamos falando do triângulo AM.

 A figura 75-a mostra o controle ideal: PL controla AM em sua própria residência, a bacia, instalando aí seu feudo, mais particularmente nas articulações do quadril.
Os músculos quadrado femoral, obturador interno e gêmeos de PL, que garantem o controle monitorando o afastamento entre os ísquios, que certos músculos do períneo de AM tenderiam a contrair exageradamente.

Convém recordar que PL *está também bastante envolvida na torção do fêmur*, obrigando sua extremidade superior a manter-se em rotação lateral.

AM controla PM em sua própria residência, no tórax, instalando aí seu feudo. Os músculos retos anteriores do abdome, assim como os feixes esternocostais e abdominais do peitoral maior de AM são os principais agentes desse controle, impedindo PM de horizontalizar o esterno e de desalojar a oitava vértebra torácica de sua posição como vértebra mais saliente da cifose.

A figura 75-b visualiza o caso de um excesso de AM. O controle exercido fisiologicamente pela PL pode então inverter-se, enquanto aquele exercido por AM sobre PM se transforma em dominação.

AP, tomada como refém, é frequentemente vítima desses antagonismos tornados dualidades e progressivamente se endurece.

Visto de modo puramente mecânico, esse desequilíbrio pode estar no ponto de partida de diferentes esquemas de desestruturação, conforme a cadeia que entre em reação.

Figura 76

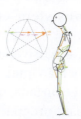 **A reatividade pode ser mais forte na PL que se acha "frustrada" pela inversão do controle (figura 76).**

Essa PL não consegue mais controlar AM, que se fecha em sua residência, a bacia, **aproximando exageradamente os ísquios** e contranutando o sacro.

Em casos assim, frequentemente a PL reage pelo excesso de rotação lateral dos quadris (figura 32-b), aumentando os riscos de aparição de uma **coxartrose expulsiva.**

A atitude resultante dessa inversão de controle entre AM e PL é praticamente a mesma que aquela induzida pelo excesso de controle de PL sobre AM. Apenas o exame da pelve e, particularmente, da **distância entre os ísquios**, permite diferenciá-las:

- No caso de uma inversão de controle entre PL e AM, os ísquios estão exageradamente próximos, pelos músculos do períneo AM.
- No caso de um excesso de controle de PL sobre AM, os ísquios estão afastados pelo quadrado femoral, obturador interno e gêmeos de PL.

Antes de dar início a um tratamento numa AM, é necessário lembrar-se que o excesso de tensão nos músculos dessa cadeia pode esconder um vazio no nível do ser, uma insegurança interior que engendraria uma dificuldade na afirmação de si. Isso é verdadeiro para quase todas as cadeias, porém, mais particularmente ainda para as do eixo vertical, das quais AM faz parte. O trabalho corporal deve assumir então uma orientação diferente. A retirada das tensões não basta; sob pena de recidiva ou até mesmo exacerbação das reações de defesa no nível corporal e comportamental.

Struyf nos diz o seguinte: *"É preciso desconfiar de um procedimento em dois tempos que consistiria em inibir globalmente essa AM pensando poder reconstruí-la, em seguida, naquilo que ela tem de positivo"*.

A AM é uma cadeia que se deixa alongar com muita facilidade, mas levando a um vazio ainda maior. É indispensável alimentá-la, especialmente reinstalando suas marcas úteis, ao mesmo tempo que nos livramos das marcas prejudiciais.

É o que ocorre na **reconstrução da bacia**, que é sua residência: estabilizar a base pélvica vai mais longe do que um simples trabalho ortopédico e contribui para facilitar uma estabilidade ainda maior do ponto de vista comportamental.

O mesmo vale para a **ancoragem de T8**, que poderemos facilitar colocando o indivíduo sobre almofadas triangulares de modo que essa oitava vértebra torácica esteja como ponto máximo da cifose durante a sessão, inclusive se tivermos intenção de inibir as tensões nos peitorais.

A escolha de certas manobras em vez de outras se deu pela experiência. A AM aceita melhor as manobras que consistem em ir de início no sentido da lesão antes de corrigi-la.

Quer se trate de peitorais ou de adutores do quadril, é possível constatar que seu relaxamento é facilmente obtido tomando-os com a mão inteira e plena para levá-los progressivamente a uma posição ainda mais encurtada, que manteremos até perceber uma resposta dos antagonistas, os quais, progressivamente, nos empurram.

Aproveitaremos essa deixa para, em um segundo tempo, levá-los até uma posição alongada, que manteremos por dois ou três ciclos respiratórios.

Esse trabalho, certamente, é associado à respiração, que escolhe primeiro o tempo respiratório mais propício para o encurtamento e, depois, para o alongamento.

As manobras de massagem são igualmente bem-vindas. Por fim, é necessário privilegiar as sensações, que muito apreciam certos pacientes que se queixam de dores na AM.

Figura 75

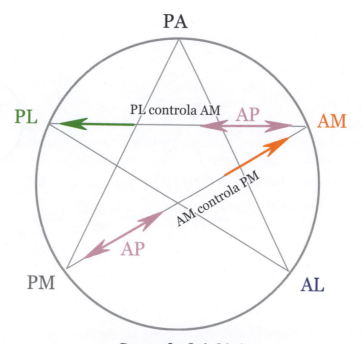

a. Controle fisiológico
do ponto de vista da mecânica
segundo G.D.S.

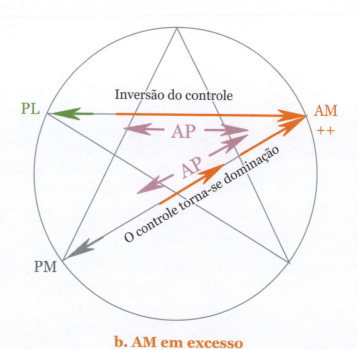

b. AM em excesso
PL e PM são dominados
segundo G.D.S.

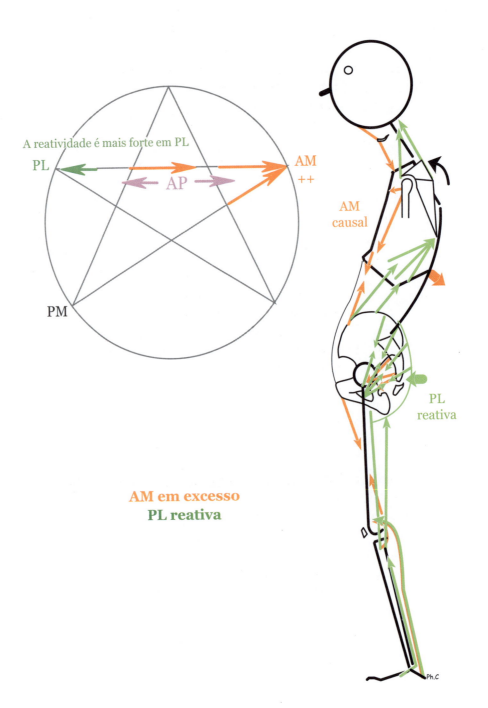

Figura 76

Figura 77

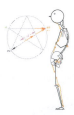

A reatividade pode ser mais forte na PM dominada por uma AM excessiva (figura 77).
Como toda cadeia nessa situação, PM pode se ver coagida a deixar sua residência e seu feudo. Não terá outra solução a não ser recuperar-se nas extremidades.

É o caso da nuca, onde os músculos longuíssimos e semiespinais da cabeça (pequeno e grande complexos, na antiga nomenclatura) recuperam o controle da cabeça (1), restabelecendo a boa orientação do olhar, conforme ilustra a figura 49. Frequentemente essa marca secundária de PM no pescoço gera dores, o que um relaxamento local dos músculos semiespinais da cabeça não chegam a atenuar, pois AM é a cadeia causal.

A presença de pés cavos (2) num terreno globalmente em AM deve igualmente fazer pensar nesse jogo de ação-reação entre AM e PM.
Faça uma pequena experiência para compreender melhor esse processo:

> Em posição de pé, transfira o peso do corpo para trás, sobre os calcanhares e, se possível, assuma uma posição basculada para trás e em cifose.
> Nessa posição "em AM" agarre o chão com os artelhos para despertar sua PM e observe em que direção isso o leva.

Ao agarrar o chão, arriscando instalar um cavo dos pés, a PM tenta corrigir a postura propulsando o corpo. Trata-se, também, de outra marca secundária de PM que deverá ser interpretada como tal.

Neste quadro clínico, não é raro que a consulta seja motivada por queixa de dores dorsais recidivantes devidas à reatividade dos músculos paravertebrais distendidos pela atitude em cifose (3). Mais uma vez, o problema encontra-se em outra parte. Nesse caso, na AM.

Será necessário aguardar a publicação do volume dedicado às cadeias posteromedianas, onde abordaremos outras formas de escaladas de tensões entre AM e PM mais complexas.

Figura 77

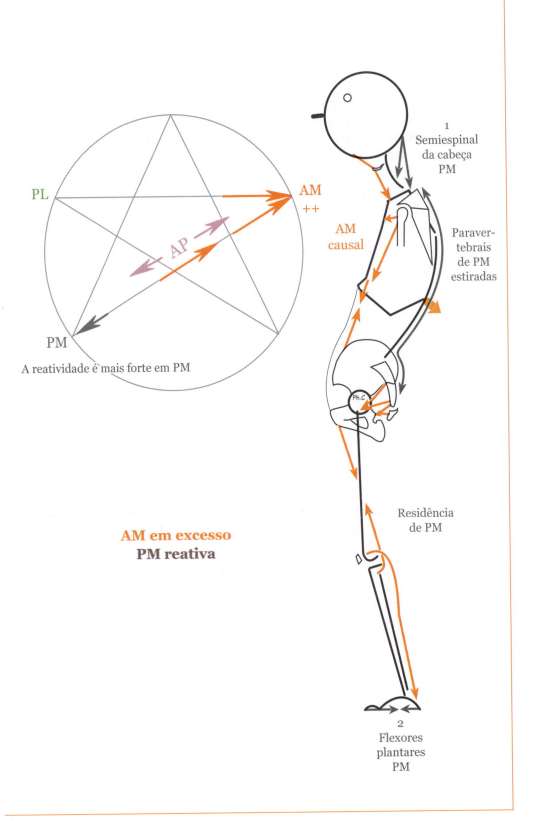

Figura 78

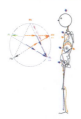

A associação entre as cadeias anteromedianas e anterolaterais é frequente, com a última instalando-se em defesa.

Vamos tomar como base a figura 89 do volume dedicado às cadeias anterolaterais, que ilustra essa combinação AM-AL.

Um excesso de atividade nas cadeias anterolaterais é, por vezes, apenas uma proteção decorrente de uma dificuldade de AM em se construir.

A AL tenta compensar a carência de ancoragem e de contorno. Essa dificuldade em se construir traduz-se principalmente por uma retração das cadeias anteriores e medianas que, consequentemente, podem afundar o esterno e enrolar o tronco em cifose.

As marcas de AL vêm somar-se às de AM determinando uma **atitude postural combinada AM-AL**.

As cadeias anteriores sinalizam seu excesso deixando no corpo muitas marcas específicas, mas raramente provocam dor. *Elas, com frequência, são responsáveis por problemas viscerais ligados à hiperpressão intra-abdominal, colaborando para sua manutenção (constipação espasmódica, espasmos esfincterianos diversos...).*

As cadeias posterolaterais, que são as antagonistas diretas das anterolaterais, *reagem por espasmos musculares sob diferentes formas e em diversos estágios de seu trajeto (ciatalgia do piriforme, periartrite escápulo-umeral, nevralgias cervicobraquiais...).*

As cadeias posteriores e medianas, que são as antagonistas diretas das anteromedianas, podem também vir a ser *a sede de tensões reativas dolorosas e dar origem a processos artrósicos importantes.*

Pacientes que apresentam essa situação vêm geralmente consultar o terapeuta manual por causa desses *sintomas, que são reativos*. A grande dificuldade está em compreender efetivamente o jogo de ação-reação entre as cadeias, para não correr o risco de "atacar" as cadeias reativas, que apenas estão se defendendo da tomada de poder das cadeias causais.

Mézières dizia, com muita propriedade: **"O mal nunca está onde a dor se manifesta"**.

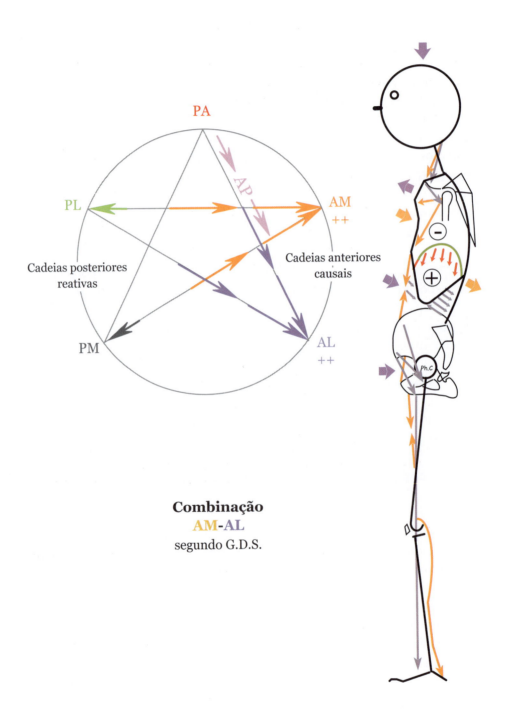

**Combinação
AM-AL**
segundo G.D.S.

Figura 79

A estratégia da onda serve de referência para o acompanhamento da criança e também para o trabalho de reestruturação psicocorporal.

Nesse estudo das cadeias anteromedianas, nós nos limitamos voluntariamente ao aspecto biomecânico dessa estrutura AM, porém, ele não deveria ser tratado separadamente do aspecto comportamental, cuja importância é considerável.

O método G.D.S. tem justamente a peculiaridade de levar em conta os elos indissociáveis entre a mecânica corporal e o comportamento. Ele não tem vocação para substituir uma psicoterapia, mas é o complemento direto pela originalidade do trabalho corporal que propõe, já que aborda o aspecto comportamental. Godelieve Denys-Struyf afirma:

> "Aquilo que o corpo experimenta, o espírito pode conceber.
> Por outro lado, o espírito tem dificuldade em conceber
> aquilo que o corpo não vivenciou, nem concebe com
> precisão aquilo que o corpo não viveu".

Apoiada nesse princípio, ela nos fornece as chaves para desvendar as mensagens de que o corpo é portador e propõe *restaurar uma construção fragilizada pelo vivido, submetendo-nos a situações práticas e fazendo-nos reviver experiências mais ou menos integradas durante aquilo que ela chamou "a onda do crescimento".*

A figura 79 ilustra essa onda de crescimento sobre a qual se sucedem, em ordem muito precisa, diferentes experiências psicocorporais que se engendram uma a outra e permitem que tanto nosso corpo como a organização de nosso psiquismo se estruture.

Essas diferentes etapas estendem-se a partir da vida intrauterina até mais ou menos a idade de 7 anos.

Há três etapas principais (AM, PA e PM) entre as quais intercalam-se fases intermediárias durante as quais a AL e a PL se alternam, graças à AP que alia os contrários e favorece o ritmo e a alternância.

A AM é a primeira a entrar em cena, desde o início da vida intrauterina. A posição fetal, ou "em germe", que caracteriza esse período, é propícia à instalação de tudo o que tenha que ver com essa AM:

- Do ponto de vista puramente mecânico, essa posição ("em germe") propicia a instalação da AM em seu feudo, no tórax. Isso permite a colocação de uma cifose em T8, vértebra cuja cuneiformização confirma sua vocação de ápice da cifose fisiológica e de pivô interarcos. Esta cifose é primária e possibilita a configuração das curvas cervicodorsal e dorsolombar.

Figura 79

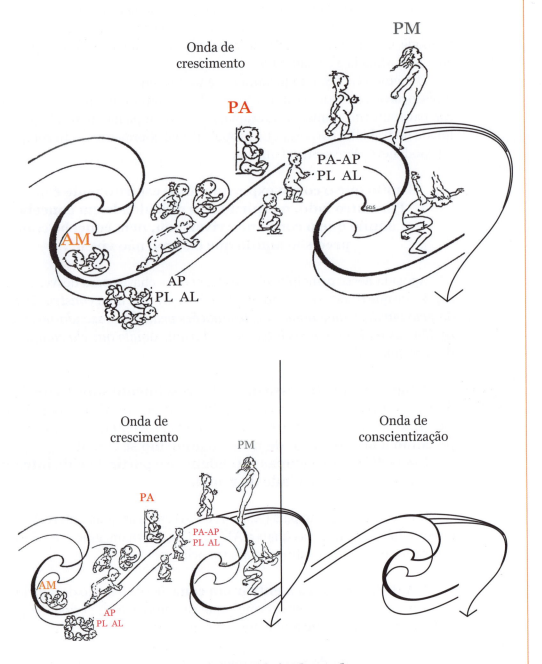

A estratégia da onda
segundo Godelieve Denys-Struyf

– Do ponto de vista comportamental, o fato de ser contido entre os limites da bacia materna, desde, naturalmente, que esta seja acolhedora, é um início da aquisição do sentimento de segurança conferido pela sensação de estar contido que caracteriza uma "boa AM".

Entretanto, uma gravidez agitada pode perturbar esse princípio de integração de AM e favorecer a instalação precoce de uma PM, pois o feto responde às agressões exteriores arqueando-se em uma posição PM (reflexo de Moro).

O parto coloca um fim a esse período de fusão com a mãe. Ainda que essa passagem em PM tenha sua utilidade, ela pode, em certos casos, ser vivida como uma ruptura pela criança e apresentar risco para a AM. Será importante reencontrar, após o nascimento, a segurança num "continente" exterior, que reproduza o ventre materno.

A posição fetal, que Struyf chama de posição "em germe", deve ser privilegiada pelo menos nos três ou quatro primeiros meses de vida extrauterina. A opção por uma posição preferencial e prolongada sobre o ventre poderia favorecer a PM e originar problemas de instabilidade vertebral na idade adulta. Isso acontecerá por falta de "ancoragem" da oitava vértebra torácica como ápice da cifose, o que dará lugar às costas planas.

O período da passagem do engatinhar para o caminhar ereto é uma etapa útil, durante a qual a criança deverá transferir seus apoios para a reduzida superfície de seus pés.

AM deverá instalar-se depois nos membros inferiores a fim de preservar o 'desaferrolhamento' dos joelhos, indispensável à boa ancoragem no chão e também à boa fisiologia do quadríceps no ato de empurrar contra ele.

Se a PM se fixa, ela pode instalar um *recurvatum* de joelhos e perturbar o equilíbrio corporal favorecendo a nutação do sacro. Esse quadro poderia estar na origem da desorganização da massa pélvica.

Nossa sociedade competitiva não poupa essa AM, por isso, não é de surpreender que encontremos tantas "bacias explodidas", cuja instabilidade sacroilíaca traduz essa instabilidade comportamental que pressiona sempre para a frente na ação.

Essa constatação vale também para as crianças, algumas das quais são propulsionadas desde muito cedo na vida adulta.

Lembro-me de um velho professor de escola que veio me fazer uma consulta assim que abri meu consultório. Ele apaixonou-se pelo método que eu já praticava e cujos princípios assimilou rapidamente. Passou a observar seus alunos com um olhar diferente e chegou a distinguir sinais de uma PM ou de uma PL em certas crianças hipercinéticas. Decidiu convencer os pais das crianças a levá-las ao meu consultório para algumas sessões. A experiência foi enriquecedora, pois pude beneficiar-me de um acompanhamento regular sobre os efeitos do trabalho. O essencial do tratamento consiste em reinstalar um AM em seu feudo e em sua residência.

Conclusão

Finalizamos o estudo detalhado sobre os mecanismos da somatização relacionados às cadeias anteromedianas.

Este texto pode parecer excessivamente analítico dentro de uma visão globalista. Entretanto, o conhecimento da anatomofisiopatologia das cadeias, além de permitir ganhar tempo em uma primeira intenção, que é atenuar o mais rapidamente possível a sintomatologia, permite refinar o diagnóstico, além de ajudar a delimitar o terreno.

Não existe receita, cada caso é único.

Uma vez instalada, a somatização se inscreve progressivamente na estrutura. Nem sempre trabalhar sobre as causas será suficiente para atenuar seus efeitos.

Por outro lado, se nos limitamos ao desbloqueio sem, contudo, atentarmos para a fonte do problema, os resultados do tratamento serão apenas transitórios.

É por isso que considero tão importante construir uma presença no corpo e em sua arquitetura, a fim de estimular, para além da patologia, tudo aquilo que vai bem, tudo o que está saudável e fisiológico.

O método G.D.S. propõe soluções para evitar a recidiva e, entre elas, a reaprendizagem. Em seguida, a reautomatização dos gestos justos tem um lugar de honra. Essa conduta tem propósitos tanto curativos quanto **preventivos**, guiados pela análise da forma e do movimento.

O conhecimento da fisiologia é um trunfo a mais que pude aproveitar contando com a colaboração do meio da dança. Essa colaboração possibilitou analisar o movimento, identificar as disfunções e, em seguida, propor outras soluções que respeitem a fisiologia. Outras aplicações são possíveis em campos tão numerosos quanto variados.

Que este livro possa ajudá-los neste trabalho apaixonante.

Bibliografia

AGINSKI A. *Sur le chemin de la détente*. Paris: Trédaniel, 1994.
ALEXANDER, G. *Le corps retrouvé par l'eutonie*. Paris: Tchou, 1977.
BARRAL, J.-P. *Manipulations viscérales 2*. Paris: Maloine, 1987.
BEAUTHIER, J-P.; LEFÈVRE, P.; e LEURQUIN, F. *Traité d'anatomie (de la théorie à la pratique palpatoire)*, Bruxelas: De Boeck-Université, 1990.
BIENFAIT, M. Les fascias. Bordeaux: *Société d'édition «Le Pousoé»*, 1982.
CAMPIGNION, P. *Les chaînes musculaires et articulaires G.D.S. Précis*. Respir-Actions. Nova edição. Paris: Frison-Roche, 2007.
_____. *Les chaînes musculaires et articulaires concept G.D.S. Notions de base*. Camblain-L´abbé: Philippe Campignion, 2001.
_____. *Les chaînes antéro-latérales*. Camblain-L´abbé: Philippe Campignion, 2004
_____. *Les chaînes postéro-latérales*. Camblain-L´abbé: Philippe Campignion, 2006
CHAUVOIS, A.; FOURNIER, M.; GIRARDIN, F. *Rééducation des fonctions dans la thérapeutique orthodontique*. Paris: Sid, 1991
CONTIVAL, N.; HAMOU, A.; DELMAS, V.; DOUARD, R. *Le muscle transverse profond du périnée, mythe ou réalité?*
Paris: *Bibliothèque anatomique, université Paris 5*, 1987.
CURTIL P.; METRA, A. *Traité pratique d'ostéopathie viscérale*. Paris: Frison-Roche, 1997.
DENYS-STRUYF, G. *Les chaînes musculaires et articulaires*. Bruxelles: I.C.T.G.D.S., 1987.
DEPREUX, R.; LIBERSA, C. *Anatomie, schémas de travaux pratiques*. Paris: Vigot, 1988.
DE SÈZE, S.; DJIAN, A. *La radiographie vertébrale*. 5. ed. Paris: Maloine, s/d. (*Diagnostic au service du généraliste par de Visscher A.*)
DOLTO B. J. *Le corps entre les mains*. Paris: Vuibert, 1976/2006.
EHRENFRIED, L. *De l'éducation du corps à l'éducation de l'esprit*. Paris: Aubier-Montaigne, 1956.
FAUBERT, A. M. *Traité d'acupuncture traditionnelle*. 12 ed. Paris: Guy Trédaniel, 1977.
FELDENKRAIS, M. *L'évidence en question*. édité par l'inhabituel.
FRERES, M. *Méthode rythmique d'harmonisation myotensive*. Charleroi: OMC, 1985. (coleção S.B.O.R.T.M.)
GOSLING, J.-A.; HARRIS, P.-F.; HUMPHERSON, J.-R.; WITHMORE, I.; WILLIAN, P.-L.-T. *Human anatomy*. Londres: Gower Medical, 1990.
JONES, L. H. *Correction spontanée par repositionnement*. Charleroi: OMC, 1980. (coleção S.B.O.R.T.M.)
KAHLE, W.; LEONHARDT, H.; PLATZER, W. *Anatomie*. Paris: Flammarion Médecine-Science, 1978. Direção da edição francesa: C. Cabrol.
KAPANDJI, I.-A. *Physiologie articulaire: schémas commentés de mécanique humaine*. 2. ed. Paris: Maloine, 1968.
KELEMAN, S. *Emotional anatomy*. Berkeley: CenterPress, 1985.
LABORIT, H. *La légende des comportements*. Paris: Flammarion, 1994.
LANZA, B.; AZZAROLI-PUCETTI, M.-L.; POGGESI, M.; MARTELLI, A. *Le Cere Anatomiche della Specola*. Florença: Arnaud, 1993.
LITTLEJOHN, J.-M. *Mécaniques de la colonne vertébrale et du bassin*. (segundo J. WERNHAM da Escola Europeia de Osteopatia de Maidstone, GB)
MEZIERES, F. *Gymnastique statique*. Paris: Vuibert, 1947.
NETTER, F. D. *Atlas of human anatomy*. Summit: Ciba-Geigy, 1990.
PIRET, S.; BEZIERS, M.-M. *La coordination motrice*. Paris: Masson, 1971.
ROUVIERE, H.; DELMAS, A. *Anatomie humaine*. 13. ed. Paris: Masson, 1992.
TESTUT, L. *Traité d'anatomie humaine*. 6. ed. Paris: Octave Doin et fils, 1912.
TESTUT, L; JACOB, O. *Traité d'anatomie topographique*. 3. ed. Paris: Octave Doin et fils, 1914.
TRAVELL, J.; SIMONS, D. *Douleurs et troubles fonctionnels myofasciaux*. Bruxelas: Haug International, s/d. 3 v.
UPLEDGER, J.; VREEDEVOOGD, J. *Thérapie crânio-sacrée*. Paris: IPCO, 1983.
VAN LYSEBETH, A. *J'apprends le yoga*. Paris: Flammarion, 1993.
VALENTIN B. *Autobiographie d'un bipède*. Manage: B. Valentin (dist.), 2007.
WRIGHT, S. *Physiologie appliquée à la medicine*. 2. edição francesa. Paris: Flammarion médecine-sciences, 1980.